INTERMITTIERENDES FASTEN

Durch Intermittierendes Fasten Den Stoffwechsel Anregen & Effektiv Abnehmen

(Intermittierendes Fasten - Alles Über Kurzzeitfasten)

Marco Traugott

Herausgegeben von Alex Howard

© **Marco Traugott**

All Rights Reserved

Intermittierendes Fasten: Durch Intermittierendes Fasten Den Stoffwechsel Anregen & Effektiv Abnehmen (Intermittierendes Fasten - Alles Über Kurzzeitfasten)

ISBN 978-1-77485-045-9

Dieses Dokument zielt darauf ab, genaue und zuverlässige Informationen zu dem behandelten Thema und Themen bereitzustellen. Die Publikation wird mit dem Gedanken verkauft, dass der Verlag keine buchhalterischen, behördlich zugelassenen oder anderweitig qualifizierten Dienstleistungen erbringen muss. Wenn rechtliche oder berufliche Beratung erforderlich ist, sollte eine in diesem Beruf praktizierte Person bestellt werden.

- Aus einer Grundsatzerklärung, die von einem Ausschuss der American Bar Association und einem Ausschuss der Verlage und Verbände gleichermaßen angenommen und gebilligt wurde.

Es ist in keiner Weise legal, Teile dieses Dokuments in elektronischer Form oder in gedruckter Form zu reproduzieren, zu vervielfältigen oder zu übertragen. Das Aufzeichnen dieser Veröffentlichung ist strengstens untersagt und jegliche Speicherung dieses Dokuments ist nur mit schriftlicher Genehmigung des Herausgebers gestattet. Alle Rechte vorbehalten.

Die hierin bereitgestellten Informationen sind wahrheitsgemäß und konsistent, da jede Haftung in Bezug auf Unachtsamkeit oder auf andere Weise durch die Verwendung oder den Missbrauch von Richtlinien, Prozessen oder Anweisungen, die darin enthalten sind, in der alleinigen und vollständigen Verantwortung des Lesers des Empfängers liegt. In keinem Fall wird dem Verlag eine rechtliche Verantwortung oder Schuld für etwaige Reparaturen, Schäden oder Verluste auf Grund der hierin enthaltenen Informationen direkt oder indirekt angelastet.

Der Autor besitzt alle Urheberrechte, die nicht beim Verlag liegen.

Die hierin enthaltenen Informationen werden ausschließlich zu Informationszwecken angeboten und sind daher universell. Die Darstellung der Informationen erfolgt ohne Vertrag oder Gewährleistung jeglicher Art.

Die verwendeten Markenzeichen sind ohne Zustimmung und die Veröffentlichung der Marke ist ohne Erlaubnis oder Unterstützung durch den Markeninhaber. Alle Warenzeichen und Marken in diesem Buch dienen nur zu Erläuterungszwecken und gehören den Eigentümern selbst und sind nicht mit diesem Dokument verbunden.

INHALTSVERZEICHNIS

KAPITEL 1: Fasten bedeutet viel mehr als Gewichtsreduktion

Viele Menschen betrachten das Fasten als eine effektive Maßnahme zur Gewichtsreduktion und sie reduzieren die Bedeutung des Fastens alleine auf den Gewichtsverlust. Doch Fasten ist viel mehr. Gewichtsreduktion ist nur ein Nebenprodukt des Fastens. Fasten ist vielmehr eine innere "Reinigung" des Körpers und Geistes. Wenn Fasten von Bewegung und Entspannungsübungen begleitet wird, dann sorgt dieser Reinigungsprozess für ein allgemeines positives Körpergefühl. Die moderne Lebens- und Ernährungsweise führt oft zu einem übermäßigen Genuss von Nahrungsmitteln, die zudem mehrfach verarbeitet sind. Außerdem beinhalten sie zu viele tierische Eiweiße, Fette und konzentrierte Kohlenhydrate, was wiederum viele Krankheiten begünstigt. Während man fastet, wird der Körper von jeglichen „Giften" befreit, der Darm wird gereinigt und besser durchblutet. Beim Fasten produziert der Körper zusätzlich Glückshormone. Bevor man sich für eine Fastenkur entscheidet, sollte man vorerst mit einem Mediziner darüber sprechen, welche Fastenart die geeignetste wäre. Es gibt nämlich zahlreiche Fastenarten, wie das Saftfasten, das klassische Heilfasten, das Molkefasten oder das Basenfasten, die zwar nach verschiedenen Regeln aufgebaut sind,

1

jedoch das gleiche Ziel verfolgen. Bereits eine Woche vor Fastenbeginn empfiehlt es sich, den Körper auf die bevorstehende Fastenzeit einzustimmen und vorzubereiten.

In dieser Zeit wird die Nahrungsaufnahme nach und nach eingeschränkt, der Stress sollte dabei vermieden werden. Eine Fastenkur kann man auch in speziellen Fastenkliniken durchführen. Hier spielt die Gruppendynamik eine wichtige Rolle, was in Begleitung von entsprechenden Therapieangeboten eine gute Grundlage für eine effektive Fastenkur darstellt. Eine solche Fastenkur ist vor allem für Patienten mit schwereren Erkrankungen besonders empfehlenswert. Fasten eignet sich jedoch nicht für jedermann. Vor allem Kinder und Schwangere oder auch Menschen mit erhöhtem Blutdruck oder Herzproblemen sollten keine Fastenkur wagen.

Intermittierendes Fasten als Stoffwechsel Booster

Der Stoffwechsel arbeitet optimal, wenn man ihm das nötige Material dazu zur Verfügung stellt und die entsprechenden Voraussetzungen 100-prozentig erfüllt werden. Nur dann wird der Körper mit lebensnotwendigen Nährstoffen und nach einem bestimmten Zeitplan versorgt. Intermittierendes Fasten beseitigt Gifte und Schlacken im Körper und verstoffwechselt die überflüssigen Pfunde. Der Stoffwechsel liefert dem Körper Energie und erlaubt es, die Körpersubstanz aufzubauen (man nimmt zu, wächst und ist in der Lage, sich zu regenerieren). Dank einem gut funktionierenden Stoffwechsel beim intermittierenden Fasten werden alle lebenswichtigen Körperfunktionen aufrechterhalten.

Der Stoffwechsel arbeitet nicht bei allen Menschen gleich. Bei einigen Menschen ist der Stoffwechsel schneller als bei anderen, sie nehmen dann nur mit Mühe zu. Die anderen wiederum müssen ständig auf der Hut bleiben und aufpassen, was sie zu sich nehmen, damit sie nicht zu sehr zunehmen. Ihr Stoffwechsel arbeitet langsamer und sie neigen dazu, Fettpolster anzulegen. Es gibt jedoch auch die sogenannten Stoffwechselbremsen, die den Stoffwechsel verlangsamen. Diese „Bremsen" sollte man kennen, um sie im Alltag zu vermeiden. Während des intermittierenden Fastens werden auch die folgenden „Stoffwechselhemmer" beseitigt:

Kalziummangel

Kalzium spielt eine unterstützende Rolle bei der Fettverbrennung. Ein Kalziummangel bremst den Stoffwechsel. Das kannst du vermeiden, indem du regelmäßig kalziumhaltige Lebensmittel zu dir nimmst. Dazu gehört Brokkoli, Milch oder Sesam.

Alkohol

Alkohol ist ein Stoffwechselhemmer, weil der Körper den Alkohol verstoffwechseln muss, erst dann kann er die eingeführte Nahrung verarbeiten. Darüber hinaus sind alkoholische Getränke die wahren Kalorienbomben und regen den Appetit an. Wenn schon den Alkohol trinken, dann am besten eine Weinschorle. Nach dem Sport kann man den Durst mit einem alkoholfreien Bier stillen. Das enthaltene Kalium unterstützt die Regeneration nach einer körperlichen Aktivität.

Wassermangel

Der Körper besteht zu 90 Prozent aus Wasser. Ohne genügende Wasserzufuhr kann der Körper, wie auch der Stoffwechsel, nicht richtig funktionieren. Empfehlenswert ist mindestens 1,5-2 Liter Wasser pro Tag (am besten still) zu trinken, um den Stoffwechsel anzukurbeln. Für Abnehmwillige ist Wasser ein guter Appetitzügler, weil Wasser den Magen füllt und somit das Hungergefühl stillt.

Zu wenig Muskelgewebe

Je muskulöser der Körper, desto höher der Grundumsatz und desto mehr Fett wird verbrannt. Muskeln bringen den Stoffwechsel ordentlich in Schwung. Es reicht nicht, nur Ausdauersport zu treiben, sondern man muss schon regelmäßiges Krafttraining betreiben, um den Stoffwechsel zu beschleunigen.
Zu wenig Schlaf

Schlafmangel führt langfristig zu Übergewicht. Der Körper bekommt zu wenig Regeneration, die Fettzellen brauchen auch eine ausreichende Erholung, um effizient und effektiv arbeiten zu können.

Eisenmangel

Zu wenig Eisen in der täglichen Ernährung hemmt den Stoffwechsel. Eisenmangel führt zu Energieabfall, man fühlt sich müde und schlapp. Die biochemischen Prozesse im Körper verlangsamen sich, wenn zu wenig Eisen mit der Nahrung eingeführt wird. Deswegen sollte man in seinem Speiseplan solche Produkte wie Fleisch, Eier, Bohnen, Hirse Spinat oder Kresse berücksichtigen.

Keine Regelmäßigkeit bei den Mahlzeiten

Eine der häufigen Stoffwechselbremsen. Mal das Abendessen auslassen, ständig eine neue Diät ausprobieren und sich allgemein unregelmäßig zu ernähren bringt den Körper in Ausnahmezustand – er schaltet auf Sparflamme um. Für den Körper bedeuten solche Unregelmäßigkeiten eine Hungerperiode, und deswegen verlangsamt er den Stoffwechsel, um für die „schlimmen Zeiten" ein Energiedepot aufzubauen. Intermittierendes Fasten funktioniert nach einem bestimmten Zeitplan, was eine genaue Regelmäßigkeit bei der Nahrungsaufnahme garantiert.

Die richtigen Lebensmittel als Schlüssel zum Erfolg

Der Stoffwechsel lässt sich mit gezielten Lebensmitteln wieder auf Trab bringen, um die positiven

Auswirkungen des intermittierenden Fastens zu verbessern. In der täglichen Ernährung dürfen also Ballaststoffe, Hülsenfrüchte, hochwertige Proteine, Gemüse und hochwertige Pflanzenöle nicht fehlen. Diese Lebensmittel, die man auch im Rahmen des intermittierenden Fastens zu sich nehmen kann, beschleunigen den Stoffwechsel:

Zimt

Dieses Gewürz macht das Hormon Insulin aktiver. Das bremst wiederum den Heißhunger und verbessert den Fettstoffwechsel. Eine Prise Zimt im Müsli oder im Kaffee kann einiges zu einem Turbo-Stoffwechsel beitragen.

Kaffee

Koffein und Niacin, die im Kaffee reichlich vertreten sind, beschleunigen den Stoffwechsel und helfen damit beim Abnehmen. Diese Substanzen steigern den Energieumsatz des Körpers um bis zu 100 kcal pro Tag. Mit zwei Tassen Kaffee am Tag kann man diesen Effekt erreichen, allerdings muss der Kaffee ohne Milch und ohne Zucker getrunken werden.

Buttermilch

Das in der Buttermilch enthaltene Kalzium macht dem Stoffwechsel Beine, außerdem trägt es viel zu Fettverbrennung bei. Buttermilch ist beinahe fettfrei, enthält viele wertvolle Mineralstoffe und Proteine und ist kalorienarm.

Seelachs

Dieser Fisch ist extrem reich an Jod und liefert dem Körper hochwertige Proteine. Durch den hohen Jodgehalt wird der Energiebedarf des Körpers gesteigert.

Chili

Die Chilischoten sind extrem scharf. Das heizt den Körper von innen an und beschleunigt enorm den Stoffwechsel. Das Geheimnis liegt in dem Stoff Capsaicin, das in Chili reichlich vorkommt. Das Capsaicin steigert die körpereigene Thermogenese um bis zu 25 Prozent, was mit einem hohen Energieverbrauch verbunden ist.

Kalorienreduzierte Ernährung

Es ist vor allem wichtig, dass man die Mahlzeiten auf den Tag verteilt und lieber öfter kleinere Mahlzeiten zu sich nimmt, statt seltener größere Portionen zu verspeisen. Bei größeren Portionen wird der Kalorienüberschuss in Form von Fett eingelagert. Wenn du zu wenig isst, schaltet der Körper wiederum auf Sparflamme um und verwertet sogar das eigene Muskelgewebe. Der Clou liegt also in einem Gleichgewicht. Das erreicht man nur, wenn man seine Mahlzeiten sorgfältig plant und auf die Wertigkeit der Lebensmittel achtet.

Kapitel 2: Einfaches Konzept – Maximaler Erfolg

Das Konzept intermittierendes Fasten kannst Du ganz leicht in Deinen Alltag integrieren. Bereits nach wenigen Tagen wirst Du die ersten Ergebnisse sehen und auch fühlen können. Du hast mehr Energie, Du verlierst Gewicht und auch Dein Hautbild verändert sich zum Positiven.

Das tolle am intermittierenden Fasten ist, das es jeder schaffen kann. Du hattest bisher Probleme damit, Diäten durchzuhalten? Ja, das kenne ich gut. Mit dieser Variante hingegen, wirst Du keine Probleme beim Durchhalten mehr haben. Es wird Dir sogar gefallen und Du wirst sehen, wie einfach und gesund diese Variante für Dich ist.

Bei dem Intervallfasten gibt es in dem Sinne keine Ernährungsumstellung, wie Du das bei anderen Diäten kennst. Natürlich rückt gesundere Nahrung auch hierbei im Vordergrund. Aber Du darfst weiterhin essen. Ein weiterer Vorteil beim intermittierenden Fasten liegt auch darin, dass der Jo-Jo Effekt, den viele von uns sicherlich aus anderen Diäten kennen, ausbleibt.

Im Endeffekt reduzierst Du nicht die Nahrungsaufnahme, sondern viel mehr die Zeit, in der Du Essen zu Dir nimmst. Einige Stunden am Tag darfst Du also Nahrung zu Dir nehmen, danach kommt wieder eine Fastenzeit bis zum nächsten Tag. Auf den nachfolgenden Seiten habe ich Dir Anleitungen und Beispiele zusammengefasst, damit Du Deinen eigenen Fastenplan für Dich aufstellen kannst.

Das Schöne am intermittierenden Fasten ist auch, dass Du die Fastenzeit ganz individuell auf Deine persönlichen Bedürfnisse und Gegebenheiten auslegen kannst. Auf Wunsch kannst Du auch direkt mit einer strengeren Form des Fastens beginnen, damit die Pfunde noch schneller purzeln und danach auf eine moderatere Form umsteigen.

Essen wird immer mehr zur Sucht

In den Industriestaaten gibt es Essen im Überfluss. Im Supermarkt findest Du von jedem Produkt unzählige Varianten. Und in Deutschland sind Lebensmittel im Vergleich zu vielen anderen Ländern so billig. Vor allem Süßwaren und Knabbereien verlocken durch den Preis. Süßes wirkt, wie schon erklärt, direkt auf unseren Blutzuckerspiegel, der dadurch schnell(er) ansteigt und danach wieder schnell(er) abfällt, wodurch unser Körper wieder ein Hungersignal aussendet.

Essen soll nicht nur ein Zweck sein, um den Hunger zu stillen (oder das Gefühl, das uns Hunger vortäuscht), sondern auch Spaß machen. Durch die Reizüberflutung wird der Spaß aber schnell zu einem Dauerzustand, durch den wir nicht nur deutlich zunehmen, sondern uns auch unwohl fühlen. Mit dem intermittierenden Fasten müssen wir auf den Spaß nicht verzichten, aber wir lernen eine neue und gesündere Art der Nahrungsaufnahme.

Das Intervallfasten kann jeder ganz einfach in sein Leben individuell integrieren. Vergiss die ganzen Diätpläne, die oft viele Seiten einnahmen. Nutze die einfache und gesündere Art beim Fasten. Ein kleines Beispiel soll Dir zeigen, wie ein solches Fasten aussehen könnte:

In den Ruhezeiten, wie auch beim Schlafen, nimmst Du beim intermittierenden Fasten keine Nahrung zu Dir. Das bedeutet, dass Du zum Beispiel am Tag nur für eine bestimmte Zeiteinheit Essen zu Dir nimmst und danach bis zum nächsten Tag fastest. Als Beispiel fängt die Essensphase beispielsweise um 10 Uhr morgens an. Vielleicht mit einem ausführlichen Frühstück. Um 13 oder 14 Uhr ist dann Zeit für ein kleines Mittagessen. Ab 17 oder 18 Uhr ist dann Schluss mit dem Essen und die Fastenzeit beginnt (z.B. von 17.00 Uhr bis zum nächsten Tag um 10 Uhr). In diesem Beispiel fastest Du jeden Tag 17 Stunden lang, während Du jeden Tag 7 Stunden lang essen darfst. Du kannst aber auch die Fastenzeit verkürzen oder -längern, also stets an Deine eigene Situation anpassen. Die Ergebnisse nach ein paar Tagen sind erstaunlich.

Ich werde Dir das auf den nächsten Seiten noch einmal genauer erklären.

Nun wirst Du vielleicht fragen, wie das beim Abnehmen helfen kann? Die Antwort hierauf ist einfach. In der Fastenzeit, nimmt der Körper die benötigte Energie aus Deinen körpereigenen Fettreserven. Dadurch ist Dein

Körper –einfach ausgedrückt- 17 Stunden am Tag mit dem Abbau Deines Hüftgoldes beschäftigt. Bereits nach wenigen Tagen spürst Du und siehst auf der Waage deutliche Unterschiede. Auf Wunsch kannst Du das Ganze auch noch zusätzlich mit ein wenig Sport oder Gymnastik kombinieren. So werden Deine Pfunde schnell vom Körper in Energie umgewandelt.

Wenn sich das für Dich gut anhört, findest Du nun auf den Folgeseiten nähere Informationen und Abläufe, damit Du Dir Deinen eigenen Fastenplan ohne Aufwand erstellen kannst.

KAPITEL 3: Wie Man mit diesem populären Speiseplan an Gewicht verliert

Angehoben

Warum sollten Sie jeden Tag sparen, wenn Sie ein Pfund verlieren könnten, wenn Sie sehen, dass Sie nur ein paar Tage pro Woche essen? Es ist die Logik des intermittierenden Fastens, eine Gewichtsabnahme, die in den letzten Jahren immer populärer geworden ist.

Es gibt verschiedene Versionen, aber die allgemeine Idee für alle von ihnen ist, dass Sie normalerweise ein paar Tage pro Woche essen und Ihre Kalorien an anderen Tagen drastisch reduzieren.

Einige Pläne ermutigen Sie, Essen für bis zu 24 oder 36 Stunden auf einmal zu überspringen. Auf anderen, wie jeder andere Tag Diät und 5: 2 Fast Food, können Sie etwas zu essen, aber nur etwa ein Viertel Ihrer normalen Kalorien.

In einer Studie hatten übergewichtige Erwachsene, die jeden zweiten Tag Kalorien um 20% verringerten, innerhalb von acht Wochen um 8% ihres Körpergewichts verloren.

Das mögliche Geheimnis der gesundheitsfördernden Wirkung der Ernährung: Fasten bringt Ihre Zellen unter leichten Stress. Forscher glauben, dass der Prozess, auf diesen Stress zu reagieren scheint, die Fähigkeit der Zellen stärkt, mit Stress fertig zu werden, und möglicherweise für einige Krankheiten verantwortlich sein kann.

Was Sie Essen können und was nicht
Sie können das meiste essen, was Sie sich an Tagen wünschen. Aber Gewicht zu verlieren und die Nährstoffe zu bekommen, die Sie brauchen, halten Sie Ihr gesundes Essen und begrenzen Sie Ihre Leckereien wie Dessert und verarbeitete Lebensmittel.
An normalen Tagen essen sie sehr wenig oder gar nichts.
Ein anderes Programm namens 5: 2 Fast-Diät beinhaltet das Essen an 5 Tagen pro Woche und Fasten in den anderen 2 Tagen. Wenn Frauen nicht mehr als 500 Kalorien und Männer nicht mehr als 600 bekommen können. Das ist ein Viertel der Menge, die Sie wahrscheinlich an manchen Tagen essen. Ob Sie diese Kalorien auf einmal essen oder sie über den Tag verteilen, liegt ganz bei Ihnen.

Arbeitsebene: Schwer
Einschränkungen: Es ist nicht leicht, die meisten Ihrer Kalorien ein paar Tage pro Woche zu überspringen und verlassen Sie sich hauptsächlich auf Wasser, Kaffee und Tee, damit Sie sich satt fühlen. Sie brauchen einen ausgewogenen Ernährungsplan, um an Ihren sogenannten Party-Tagen trotz ihres Namens moderat zu essen.
Kochen und Einkaufen: Sie können Ihr gewohntes Kochen und Einkaufen fortsetzen, solange Sie sich an die gesündesten Lebensmittel halten.

Verpackte Speisen und Mahlzeiten? Nein .

Persönliche Treffen : Nein
Übung : Wie viel Sie trainieren, liegt an Ihnen. Aber natürlich werden sie an ihren normalen Tagen nicht viel Energie dafür haben. Die Ersteller der täglichen Ernährung untersuchten Menschen, die Herz-Kreislauf-Übungen (wie Radfahren) machten, während sie nach dem alternativen Zeitplan arbeiteten, und fanden heraus, dass sie während des Fastens Muskelmasse halten konnten.

Gibt Es Irgendwelche Einschränkungen / Vorlieben?
Sie wählen, was Sie essen. Ob Sie Vegetarier oder Veganer sind spielt keine Rolle, solange sie keine Kopf oder Gliederschmerzen haben.

Was Sie sonst noch Wissen sollten
Kosten: Tätigen sie keine Kosten über ihr Budget hinaus. In der Tat, weil Sie weniger als 2 bis 4 Tage pro Woche essen möchten, müssen Ihre Händlerpreise sinken.
Die meisten der intermittierenden regelmäßigen Diäten empfehlen an regelmäßigen Tagen auf 500-600 Kalorien zu reduzieren. Im Allgemeinen wäre es für viele Menschen sicherer und einfacher als das Essen an all diesen Tagen.
Denken Sie daran, an normalen Tagen genug zu trinken, um Austrocknung zu vermeiden. Und an Tagen, an denen man nicht fastet, muss man sich gesund ernähren.

Mehrere Studien, die eine intermittierende feste Diät betrachten, zeigen zumindest einen kurzfristigen Gewichtsverlust, nachdem sie die Diät mehrere Wochen lang durchgeführt haben.

Wird der Gewichtsverlust länger dauern? Es ist nicht pauschal beantwortbar.

Einige Studien zeigen, dass diese Art der Ernährung Symptome von Asthma verlangsamen und den Cholesterinspiegel, der Herzkrankheiten verursachen kann, zu verbessern.

Auch einige Studien, aber nicht alle, zeigen eine Verbesserung der körpereigenen Insulinverwendung.

Wenn Sie unter medizinischen Behandlung stehen, sprechen Sie mit Ihrem Arzt, bevor Sie mit Intermittierendem Fasten beginnen.

Diese Diät ist nichts für Kinder, schwangere Frauen, Menschen mit Essstörungen und einige Menschen mit Diabetes empfohlen.

Nach einer Intermittierendem Fasten Diät, die an regelmäßigen Tagen 500-600 Kalorien zu essen sich empfiehlt, kann es für einige Leute ungesund sein.

Kapitel 4: Die ersten Schritte

Wenn du dich dafür entschieden hast, das intermittierende Fasten für dich auszuprobieren, ist der erste Schritt die Vorbereitung. Denn "einfach drauf los" geht in den meisten Fällen leider nach hinten los. In diesem Kapitel erfährst du, was es alles zu bedenken gibt, damit das Fasten für dich ein Erfolg wird.

Das Ziel

Zunächst solltest du dir klar darüber werden, was du durch das intermittierende Fasten erreichen möchtest. Willst du deine Ernährung dauerhaft umstellen? Oder soll das Fasten nur ein kurzzeitiges Experiment sein, um etwas Gewicht zu verlieren? Überlege dir, was du dir davon versprichst, beziehungsweise was durch das Fasten eintreten sollte, damit es für dich ein Erfolg ist. Ein Ziel wäre beispielsweise: 5 Kilogramm abnehmen. Schreibe dein Ziel auf und formuliere bei Bedarf kleinere Zwischenziele. Wenn du möchtest, kannst du dir auch den groben Zeitraum notieren, in dem du dein Ziel erreichen möchtest. Achte dabei aber darauf, dass er realistisch gewählt ist. Denn unerreichbar hoch gesteckte Ziele führen im Endeffekt meist zu nichts als Demotivation und Frust.

Finde deinen Rhythmus

In Kapitel 1 hast du bereits mehrere Rhythmen kennengelernt. Welcher für dich am besten passt, kannst nur du allein - eventuell in Zusammenarbeit mit deinem Arzt- herausfinden. Folgende Punkte können dir bei der Entscheidung helfen:

Hast du Erfahrung mit dem Fasten? Wenn du das Fasten an sich bereits kennst und weißt, dass es dir nicht schwer fällt, Fastenperioden durchzuhalten, kannst du schneller starten, beziehungsweise schon zu Beginn einen der strengeren Rhythmen wählen. Ist dies allerdings dein erster Fastenversuch, kann es besser sein, zunächst mit einem Fastentag pro Woche zu starten, oder einen lockeren Rhythmus zu wählen.
Wie sieht dein Alltag aus? Wie viel musst du tagsüber leisten? Je nach Alltagsverlauf und persönlichen Präferenzen bieten sich verschiedene Rhythmen an.
Auf welche Mahlzeiten fällt es dir leichter zu verzichten? Nimmst du dir morgens gern Zeit, um in Ruhe zu frühstücken und brauchst dein Frühstück, um in die Gänge zu kommen? Oder kannst du auf Knabereien vor dem Fernseher am Abend nicht verzichten? Ein gewisser "Verzicht" ist natürlich auch beim Intervall-Fasten nicht zu umgehen. Wann und auf welche Mahlzeiten du verzichten möchtest, hast aber du in der Hand und kannst es dir selbst dementsprechend schwerer oder leichter machen.

Sport

Dass regelmäßige Bewegung zu einem gesunden Leben gehört, versteht sich von selbst. Im Nebeneffekt ist jegliche Art von Sport natürlich auch der Gewichtsabnahme zuträglich. Anders als beim Heilfasten, ist Sport während des Intervall-Fastens kein Problem. Und zwar weder während der Fastenzeiten, noch während der Zeiten, in denen du Nahrung zu dir nimmst. Der Vorteil eines Trainings auf "nüchternen Magen" liegt auf der Hand: der Körper greift direkt auf gespeicherte Energiereserven zu, anstatt sich die Energie aus zugeführter Nahrung zu holen und im Ergebnis schmelzen die Fettpölsterchen. Wann es sinnvoll ist, Bewegung mit einzubauen und in welchem Ausmaß das sein soll, kommt auf deine persönliche Fitness an. Warst du vom Typ bisher eher "Couchpotato" und hast selten bis nie Sport gemacht, wird dich ein Power-Workout auf leeren Magen recht schnell an deine Grenzen bringen. In dem Fall wäre vielleicht ein zügiger Spaziergang zwischen den Mahlzeiten besser für dich geeignet. Es gilt: ein bisschen Anstrengung ist toll, Überanstrengung dagegen ist destruktiv. Egal ob satt oder nüchtern, ob Joggen, Radfahren oder Training im Fitnessstudio - es darf keine Qual sein, sonst wirst du es schnell wieder sein lassen.

Ernährung

Abgesehen vom Einhalten der Fastenzeiten, solltest du auf eine ausgewogene Ernährung achten. Du solltest weder zu wenig essen - denn dein Körper benötigt Nährstoffe - noch solltest du die Zeiträume, in denen das Essen erlaubt ist, nutzen, um für die Fastenzeiten "vorzuessen". Denn im Endeffekt muss für eine Gewichtsabnahme die Kalorienbilanz stimmen. Das bedeutet, du solltest weniger Kalorien zu dir nehmen, als dein Körper verbraucht. Es bringt daher nichts, 16 Stunden zu fasten und dann in den folgenden 8 Stunden alles zu essen, was in Reichweite kommt. Das bedeutet nicht, dass du von nun an akribisch jede einzelne Kalorie zählen sollst. Du kannst allerdings eine Zeit lang notieren, wie viele Kalorien du ungefähr zu dir nimmst, um einen Überblick zu bekommen und entsprechend weniger oder mehr zu essen.Eine Ernährung, die sich nach dem Low Carb Prinzip richtet, gilt als gute Ergänzung zum intermittierenden Fasten. Denn kohlenhydratreiche Nahrung treibt den Insulinspiegel in die Höhe, was unter anderem Heißhungerattacken begünstigt. Proteine dagegen sättigen bei Weitem nachhaltiger. Wenn du trotzdem nicht auf herkömmliches Brot, Nudeln und Co. verzichten möchtest, greife auf jeden Fall zu Vollkornprodukten. In den folgenden Kapiteln findest du einfache, leckere Rezeptvorschläge für Hauptgerichte und kleinere Mahlzeiten, die zu einer kohlenhydratarmen und kalorienreduzierten Ernährung passen. Die Mengenangaben beziehen sich, wenn nicht anders angegeben, auf je eine Portion.

Hähnchencurry mit buntem Gemüse

Du brauchst:

- 150 g Hähnchenbrustfilet
- 1 - 2 Möhren
- 100 g Brokkoli
- 5 Cherrytomaten
- 1/2 rote Zwiebel
- 2 EL Creme Fraiche
- 1 EL Ayvar
- etwas Milch
- 1 TL Butter
- 1 TL Currypulver
- Salz und Pfeffer

Zubereitung:

Erhitze gesalzenes Wasser in einem kleinen Topf. Schäle die Möhren und schneide sie in Stifte. Wasche den Brokkoli, zerteile ihn in einzelne Röschen und gebe ihn, zusammen mit den Möhren, in den Topf. Während das Gemüse kocht, kannst du bereits eine Pfanne mit etwas Butter erhitzen, die Zwiebel fein hacken und kurz heiß anbraten. Schneide das Hähnchenbrustfilet in mundgerechte Stücke und brate es ebenfalls in der Pfanne. Halbiere die Cherrytomaten, lasse das gekochte Gemüse gründlich abtropfen und gib beides zum Hähnchen in die Pfanne. Rühre zum Schluss Creme Fraiche und Ayvar ein und gib einen Schuss Milch dazu. Würze kräftig mit Curry und schmecke mit Salz und Pfeffer ab.

Leichter Pfannkuchen mit Creme

Zutaten

- 200 ml Milch
- 2 Eier
- 150 g Himbeeren oder andere Beeren
- 150g griechischer Joghurt
- 60 g Eiweißpulver-Vanille
- 25 g Kokosmehl
- 4 EL Xylit
- 2 EL Kokosöl
- ½ TL Backpulver
- 1/1 TL Vanillepulver

Zubereitung

Das Kokosmehl mit Milch, Eiern, dem 45 g Eiweißpulver-Vanille und dem Backpulver sowie 2 EL Xylit zu einem Teig verrühren. Kurz aufquellen lassen. Danach den Joghurt mit dem restlichen Eiweißpulver-Vanille, sowie 2 EL Xylit und Vanillepulver zu einer leckeren Creme verrühren.

Den Teig nun in kleinen Einheiten mit dem Kokosöl zu leckeren Pfannkuchen in einer Pfanne backen. Danach mit der Creme und den Beeren belegen.

Lachs vom Grill mit Grünkohl und Mangold

Zutaten:

1 Bund Mangold

2 Hände voll Grünkohl/Spitzkohl

Lachsfilet

1 EL Zitronensaft

1 EL Dill

1 TL Senf

Olivenöl

Zubereitung:

Den Ofen auf etwa 200° C vorheizen, währenddessen das Gemüse waschen, schneiden und in einer Backform verteilen. Mit Olivenöl, Salz und Pfeffer würzen und für ca.6 Minuten im Ofen backen. Den Fisch auf dem Gemüse ausbreiten und mit Olivenöl beträufeln. Alles dann für weitere 10 Minuten in den Ofen stellen, bis der Lachs durchgebacken ist. Dressing wird aus den übrigen Zutaten gemacht und vor dem Servieren über Fisch und Gemüse verteilt.

Erdbeer-Avocado-Salat

Zutaten:

2 große Handvoll Rucola
1 Avocado
1 Tasse (150 g) Baby-Tomaten
1 Tasse (150 g) Erdbeeren, in Stücke geschnitten
2 TL Olivenöl
2 TL Balsamico-Essig
Salz, Pfeffer

(pro Portion: 170 Kalorien, 15 g Fett, 11 g Kohlenhydrate, 2 g Eiweiß)

Lammlachse mit Salat:

Zutaten für 2 Personen:

- 2 Lammlachse
- 1 Knoblauchzehe
- 2 Stiele Rosmarin
- 300g Salat
- 1 EL Olivenöl
- Salz und Pfeffer

Zubereitung:

Tupfen sie die Lammlachse trocken und reiben sie diese danach mit Salz und Pfeffer ein. Danach erhitzen sie in einer Pfanne das Öl und geben die zerkleinerte Knoblauchzehe hinzu, nachdem sie dies getan haben geben sie die Lammlachse hinzu und braten diese von beiden Seiten an. Geben sie zu der Lammlachse in der Pfanne auch den Rosmarin hinzu. Danach den Salat waschen und ein Dressing hinzugeben am besten bestehend aus Olivenöl um Kohlenhydrate zu vermeiden, danach kann alles zum Verzehr auf einem Teller zubereitet werden.

Pfannkuchen mit Granatapfel-Bananen-Creme

Du brauchst:

Für die Pfannkuchen

- 2 Eier
- 50 g gemahlene Haselnüsse
- 50 g Mandelmehl
- 3 EL Eiweißpulver (geschmacksneutral oder Vanille)
- etwas Milch
- 1/2 TL Zimt
- 1 TL Zucker(-ersatz)
- 1 TL Butter

Für die Creme:

- 150 g Quark
- 75 g Granatapfelkerne
- 1/2 reife Banane
- echte Vanille

Zubereitung:

Vermische Eier, Haselnüsse, Mandelmehl, Eiweißpulver, Zucker(-ersatz), Zimt und einenguten Schuss Milch mit einem Handrührgerät zu einem glatten, dickflüssigen Teig. Gib je nach Konsistenz noch etwas mehr Milch dazu und stelle den Teig für 15 Minuten kalt. Derweil kannst du bereits die Creme zubereiten. Püriere die Banane mit etwas echter

Vanille und vermenge das Püree mit dem Quark. Hebe anschließend die Granatapfelkerne unter. Backe den Teig portionsweise in einer Pfanne mit etwas Butter aus, bis die Pfannkuchen beidseitig goldbraun geworden sind. Bestreiche sie, solange sie noch warm sind, mit der fruchtig frischen Creme.

Omelette

Zutaten für 2 Personen:

- 5 Eier

- Paprika

- Tomate

- Speck gewürfelt

- Salz & Pfeffer

- Basilikum

Zubereitung:

Nehmen sie eine Pfanne zur Hand und erhitzen sie in dieser etwas Öl, dann rösten sie darin den gewürfelten Speck an. Und währenddessen nehmen sie die Paprika und die Tomate zur Hand und würfeln diese. Schlagen sie jetzt die Eier in eine Schüssel, und verrühren sie diese. Geben sie jetzt die Paprika und die Tomate in die Pfanne und warten sie kurz, bevor sie das Ei hinzugeben.

Zubereitungszeit: 30 Minuten

Erdbeer-Buchweizen-Taboulé

Zutaten für eine Portion:
100 g Erdbeeren
80 g Avocado
5 Datteln
½ Fleischtomate
¼ Zwiebel
4 EL Buchweizen
3 EL Zitronensaft
2 EL Petersilie
1 EL Kurkuma
1 EL Kapern
1 EL Olivenöl

Zubereitung:
Buchweizen nach Packungsanleitung zubereiten.
Mit Kurkuma würzen.
Avocado, Tomaten, Zwiebel, Datteln, Kapern und
Petersilie putzen und fein hacken.
Mit dem abgekühlten Buchweizen verrühren.
Mit Öl und Zitronensaft abschmecken.
Erdbeeren waschen, putzen und klein schneiden.
Unter den Buchweizensalat heben.

Green Smoothie (~ 250 kcal)

1 Banane

150 g Spinat

100 g Feldsalat

1/3 Gurke

100 ml Milch

200 ml Wasser

1 EL Zitronensaft

Zubereitung:

Schälen Sie die Banane und die Gurke und schneiden Sie beides in grobe Stücke. Waschen Sie die Spinatblätter und den Feldsalat und geben Sie Gemüse und Obst in den Mixer. Füllen Sie Wasser, Milch und Zitronensaft dazu und verarbeiten Sie die Zutaten zu einer glatten Flüssigkeit.

Tipp: Grüne Smoothies sind keinesfalls langweilig! Sie können für Abwechslung sorgen, indem Sie einen Apfel, eine Birne, zwei Kiwis oder eine halbe Mango anstelle der Banane verwenden. Beim grünen Gemüse können Sie zwischen Grünkohl, Löwenzahn, Rucola, einer halbe Avocado, Brennnesseln etc. wechseln.

Bulletproof Coffee

Portionen: 1
Zutaten
250 ml heißer Kaffee
1 TL Butter
1 TL Kokosöl
Zubereitung

1. Kaffee zubereiten.
2. 1 TL Kokosöl in den heißen Kaffee geben, schmelzen lassen, mischen.
3. 1 TL Butter in den heißen Kaffee geben, mischen.
4. Das Ganze in einen Mixer geben, schaumig schlagen. Dadurch bilden sich keine Fettaugen auf dem Kaffee.
5. Alternativ kann man Vanille zufügen.

Blaubeeren-Müsli

Zutaten:
75 g Magerquark
50 g Blaubeeren
25 g gehackte Mandeln
2 EL Wasser
2 EL Leinsamen
Stevia nach Bedarf

Zubereitung:
Quark mit Wasser verrühren.
Leinsamen unterheben und zehn Minuten quellen
lassen.
Vor dem Servieren die gehackten Mandeln auf dem
Quark verteilen.
Bei Bedarf mit Stevia.

Das Fastengetränk:

Zutaten:

1 Glas voll Wasser
2 Teelöffel Apfelessig
1/2 Teelöffel Weinstein
1/2 Teelöffel Pinkes Meersalz / Himalayasalz
Saft einer Limette

Dieser Drink wirkt auf den ersten Blick seltsam und alles andere als appetitlich.
Jedoch versorgt er den Körper mit den dringend benötigten Mineralstoffen.
Während des Fastens benötigt der Körper weiterhin Mineralien.
Da diese aber erst mit dem Essen kommen und verdaut werden müssen, kann es zu Engpässen in der Versorgung kommen.
Um das zu vermeiden, kann man während des Fastens mit diesem Getränk nachhelfen.
Zudem verbessert Apfelessig die Aufnahme von Mineralien.
Weinstein hat sehr viel Kalium und das Salz bringt viel Natrium mit sich.
Der Limettensaft enthält viele pflanzliche Antioxidantien.[15]

Auberginen Piccolini

Du brauchst:

- 1/2 Aubergine
- 1 mittelgroße Tomate
- 50 g Erbsen aus der Dose
- 1 EL Sahne
- 75 g geriebener Gouda
- Oregano
- Basilikum
- Salz und Pfeffer

Zubereitung:

Heize den Ofen auf 180°C Umluft vor. Wasche die Aubergine und schneide sie in fingerdicke Scheiben. Püriere die Tomate, rühre die Sahne ein, gib die Erbsen dazu und würze mit Salz, Pfeffer, Basilikum und Oregano. Verteile die Auberginenscheiben auf einem Backblech und bestreiche sie mit der Tomatensoße. Streue zum Schluss den Gouda darüber und schiebe die gesunden Piccolini für etwa 15 Minuten in den Ofen. Sie sind fertig, wenn der Käse geschmolzen ist und sich goldbraun verfärbt. Tipp: Du kannst statt der Aubergine auch Zucchinischeiben verwenden.

Bananenbrot

Zutaten für 4 Personen:
200 g Vollkornmehl
150 ml Mandelmilch
125 g gemahlene Mandeln
4 Bananen
3 EL brauner Zucker
1 Vanilleschote

Zubereitung:
Bananen schälen und mit einer Gabel zerdrücken.
Vanilleschote halbieren, auskratzen und zur Banane geben.
Weitere Zutaten zugeben und zu einem Teig verarbeiten.
Bei 170°C für 45 Minuten backen.

Zubereitungszeit: 60 Minuten

Einfaches Rührei mit Kräutern (~ 225 kcal)

2 Eier

40 ml Milch

1 EL Sahne

1 EL gehackter Schnittlauch

1 EL gehackte Petersilie

1 EL Kresse

1 TL gehackte Zitronenmelisse

Salz und Pfeffer

Öl für die Pfanne

Zubereitung:

Verquirlen Sie die Eier mit der Milch, der Sahne und den Kräutern und würzen Sie mit Salz und Pfeffer. Erhitzen Sie eine Pfanne mit etwas Öl und füllen Sie die Ei-Masse hinein. Warten Sie kurz, bis sich die Masse etwas verfestigt und rühren Sie dann kräftig um. Backen Sie das Rührei unter gelegentlichem Umrühren und Wenden goldgelb an und schmecken Sie bei Bedarf erneut mit Salz und Pfeffer ab.

Tipp: Am besten schmeckt das Rührei natürlich mit frischen Kräutern. Zur Not können Sie aber auch getrocknete Kräuter, z.B. einen Gartenkräutermix, verwenden.

Backofengemüse

Portionen: 2
Nährwerte je Portion:
Kcal: 300, BE 1,5, Kohlenhydrate: 2
Zutaten
70 g Vollkornbaguette
1 Zucchini
½ Knoblauchzehe
1 roter Paprika
1 gelber Paprika
1 Zwiebel
1 Möhre
20 g schwarze, entsteinte Oliven
1 Stiel Basilikum
1 Stengel Salbei
2 Zweige Rosmarin
5 TL Olivenöl
1 TL Honig
1 EL Rotweinessig
1 TL Zitronensaft
Salz
Pfeffer
Paprika, edelsüß
Zubereitung

1. Backofen auf 180 °C vorheizen, Backblech mit Backpapier auslegen.
2. Zwiebel abziehen, in Spalten schneiden, Knoblauch abziehen, halbieren.

3. Paprika waschen, entkernen, weiße Fruchthäute entfernen, stückeln.
4. Zucchini waschen, in Scheiben schneiden; Möhre waschen, würfeln.
5. Rosmarin, Salbei und Basilikum abbrausen. Die Blättchen vom Salbei abzupfen, beiseitestellen. Von Rosmarin und Basilikum Blättchen abzupfen, hacken.
6. Baguette in Scheiben schneiden.
7. Zucchini, Möhren, Zwiebeln und 1 Knoblauchzehe in eine Schüssel geben, 1 ½ TL Olivenöl über das Ganze geben, mit Salz, Pfeffer würzen, alles gründlich durchmischen.
8. Das Gemüse auf dem Backblech verteilen, Rosmarin und Salbei darüber streuen, im Ofen 20 Minuten garen.
9. Die Baguettescheiben auf einen Rost legen, diesen in den Backofen zum Gemüse schieben, 5 Minuten backen.
10. Restliches Olivenöl in eine Schüssel geben, Salz, Zitronensaft, Basilikum, Salz, Pfeffer zufügen, vermischen.
11. Das Gemüse in eine Schüssel geben, Oliven zugeben, alles gründlich mischen.
12. Essig in ein Schälchen geben, Honig zufügen, mischen. Die Mischung zum Gemüse geben, mischen.
13. Die Baguettescheiben mit der restlichen Knoblauchzehe abreiben; die Ölmischung auf den Baguettescheiben verstreichen.

Porridge mit Erdbeeren

Zutaten:
100 ml Kokosmilch
100 ml Wasser
2 EL Haferkleie
3 EL Proteinpulver (Vanille oder Schokolade)
75 g Erdbeeren
Nach Bedarf Stevia

Zubereitung:
Kokosmilch mit Wasser erhitzen.
Vom Herd nehmen und kurz abkühlen lassen.
Haferkleie einrühren und fünf Minuten quellen lassen.
Anschließend das Proteinpulver und das Stevia
untermischen.
Erdbeeren waschen und vierteln.
Gemeinsam mit dem Porridge servieren.

Zucchini-Lachs-Lasagne

(500 kcal, 31 g Eiweiß, 9,7 g Kohlenhydrate, 6,8 g Fett)

Zutaten:

100 g Lachs
1 Zucchini
Albaöl
Salz und Pfeffer

Zubereitung:

Brate den Lachs in einer Pfanne mit etwas Albaöl scharf an.
Schneide indes die Zucchini der Länge nach in Scheiben.
Den angebratenen Lachs in Scheiben schneiden und in Schichten, abwechselnd Lachs und Zucchini in eine Auflaufform geben.
Lasse die Lasagne gut 15 Minuten bei 170° C im Ofen garen.

Steinpilz-Putenbrustsuppe

Zutaten für 4 Portionen:
1,2 l Hühnerbrühe
125 ml Wasser
500 g Putenbrustfilet
300 g getrocknete Steinpilze
2 Möhren
2 Pastinaken
2 Paprikaschoten
1 Lauchstange
2 EL Öl
Salz, Pfeffer

Zubereitung:
Steinpilze in Wasser kurz einweichen. In der Zwischenzeit die Möhren, Pastinaken, Paprika und den Lauch waschen, putzen und klein schneiden. Putenbrust waschen, trocken tupfen, leicht würzen und in mundgerechte Stückchen schneiden. In heißem Öl scharf anbraten. Gemüse hinzugeben und für drei Minuten mitdünsten. Mit der Hühnerbrühe ablöschen. Pilze samt Einweichwasser dazugeben. Für 20 Minuten köcheln. Mit Salz und Pfeffer abschmecken.

Zubereitungszeit: 35 Minuten

Kartoffel-Pilz-Pfanne (~ 325 kcal)

100 g Champignons

100 g Kräuterseitlinge

2 mittelgroße Kartoffeln

2 EL Sahne

1 EL Creme Fraiche

1 EL gehackte Petersilie

2 TL Butter

1 TL Zitronensaft

Gemüsebrühpulver

Salz und Pfeffer

Zubereitung:

Schälen Sie die Kartoffeln und kochen Sie sie in einem Topf mit Wasser weich. Waschen Sie derweil die Pilze und schneiden Sie sie grob in Würfel. Zerlassen Sie nun etwas Butter in einem Topf und garen Sie die Pilze darin. Gießen Sie die Kartoffeln ab und schneiden Sie sie in etwa 2 cm dicke Würfel, die Sie im Anschluss in einer Pfanne mit etwas Butter rundherum goldbraun

44

anbraten und mit Salz und Pfeffer würzen. Geben Sie den Zitronensaft und die Sahne zu den Pilzen und würzen Sie diese mit Gemüsebrühpulver, sowie Salz und Pfeffer. Geben Sie die Pilze nun zu den Kartoffeln in die Pfanne, rühren Sie Creme Fraiche ein und braten Sie alles unter Wenden für einige weitere Minuten an, bevor Sie das Gericht servieren.

Pangasiusfilet

Portionen: 2
Nährwerte je Portion:
Kcal: 345, Eiweiß: 21 g, Fett: 25 g, Kohlenhydrate: 10 g,
Harnsäure: 180 mg
Zutaten
200 g Pangasiusfilet
1 EL Öl
1 EL Mehl
½ EL Zitronensaft
2 Karotten
1 fingernagelgroßes Stück Ingwer
½ Lauchstangen
½ Zitrone
100 ml Sahne
25 ml hefefreie Gemüsebrühe
1 EL Öl
1 TL Mehl
1 TL Curry
Salz
Pfeffer
Dill
Zubereitung

1. Pangasiusfilet kurz abspülen, trocken tupfen, mit Zitronensaft beträufeln.
2. Ingwer waschen, schälen, reiben.
3. Karotten waschen, in schräge Scheiben schneiden.

4. Lauch putzen, in schräge Scheiben schneiden, die Ringe auseinander zupfen.

5. In einer beschichteten Pfanne Öl erhitzen, Karotten, Ingwer, Lauch zufügen, andünsten.

6. Ablöschen mit Gemüsebrühe. Deckel auf die Pfanne legen, das Ganze 6 Minuten garen.

7. Das Gemüse mit Mehl bestäuben, Sahne zufügen, verrühren. Würzen mit Salz, Pfeffer und Curry. Aufkochen lassen, dann warm stellen.

8. Öl in einer weiteren Pfanne erhitzen.

9. Fischfilets in Mehl wenden, in die heiße Pfanne geben, von beiden Seiten goldgelb braten.

10. Das Gemüse nochmals abschmecken, evtl. nachwürzen.

11. Die Fischfilets in der Mitte durchschneiden, mit Zitronenspalten und Dill garnieren, mit dem Gemüse servieren.

Superfood - Chiabrötchen

Zutaten:
200 g Magerquark
150 g Proteinpulver
100 g Chiasamen
2 Eier
250 ml Wasser
1 EL Salz

Zubereitung:
Alle Zutaten miteinander vermengen und zu einem glatten Teig kneten.
Kleine Brötchen formen.
Im vorgeheizten Ofen bei 175°C für 20 Minuten backen.

Ratatouille-Hack-Gratin

(500 kcal, 33,6 g Eiweiß, 11 g Kohlenhydrate, 3,6 g Fett)

Zutaten:

100 g Hackfleisch (1:1 Rind und Schwein)
200 g Gemüsemix (Aubergine, Zucchini, Tomaten und Paprika)
1 Zwiebel
Albaöl
Kräuter der Provence
Salz und Pfeffer

Zubereitung:

Brate das Hackfleisch kross in einer Pfanne mit etwas Albaöl an.
Lasse es gar werden, würze es mit Salz und Pfeffer.
Schneide das Gemüse in grobe Würfel und die Zwiebel fein.
Gib nun das Gemüse und die Zwiebel in die Pfanne und würze alles mit Salz, Pfeffer und den Kräutern.
Lasse alles garköcheln und schmecke alles mit Salz und Pfeffer nochmals ab.

Tomatensuppe

Zutaten für 4 Portionen:
500 g pürierte Tomaten
250 ml Gemüsebrühe
200 g Lauch
3 Fleischtomaten
2 Zwiebeln
1 Knoblauchzehe
2 EL Olivenöl
2 EL Crème Fraîche
Salz, Pfeffer

Zubereitung:
Knoblauch und Zwiebeln schälen und fein hacken. In heißem Olivenöl für zwei bis drei Minuten glasig braten. Lauch waschen, putzen und in feine Streifen schneiden. Zu den Zwiebeln und dem Knoblauch geben.
Für weitere drei Minuten mitdünsten. Mit den pürierten Tomaten und der Gemüsebrühe ablöschen. Kurz aufkochen lassen. In der Zwischenzeit die Tomaten waschen, putzen und würfeln. Zu den restlichen Zutaten geben.
Die Tomaten für weitere zehn Minuten ziehen lassen. Anschließend mit Salz und Pfeffer abschmecken. Vor dem Servieren die Tomatensuppe pürieren und die Crème Fraîche unterrühren.

Zubereitungszeit: 25 Minuten

Blumenkohlsalat mit Ei (~ 275 kcal)

1/3 Blumenkohl

1 Ei

3 getrocknete Tomaten

1 EL Pinienkerne

2 EL geriebener Parmesan

3 EL Naturjoghurt

1 TL Zitronensaft

1 TL Apfelsaft

Salz und Pfeffer

Zubereitung:

Waschen Sie den Blumenkohl, zerteilen Sie ihn in Röschen und kochen Sie ihn in gesalzenem Wasser für etwa 15-20 Minuten, bis das Gemüse weich geworden ist. Währenddessen können Sie bereits das Dressing zubereiten. Vermengen Sie hierfür den Joghurt mit Zitronen- und Apfelsaft und würzen Sie mit Salz und Pfeffer. Erhitzen Sie eine kleine Pfanne ohne Fett und rösten Sie die Pinienkerne bei hoher Temperatur an, bis sie sich braun verfärben. Schneiden Sie die getrockneten Tomaten in kleine Stücke. Gießen Sie den gekochten Blumenkohl ab, zerkleinern Sie die Röschen in mundgerechte Stücke und vermengen Sie sie mit den Tomatenstücken und dem Dressing. Rühren Sie zum Schluss den Parmesan ein und bestreuen Sie den Salat mit den Pinienkernen.

Curry mit buntem Gemüse

Portionen: 2
Nährwerte je Portion:
Kcal: 165, Eiweiß: 8 g, Fett: 4 g, Kohlenhydrate: 23 g,
Ballaststoffe: 8 g
Zutaten
200 ml Wasser
½ Dose Kokosmilch (Inhalt: ca. 400 ml)
40 g rote Linsen
1 Möhre
1 Knoblauchzehe
½ Zucchini
½ Mango
½ Zwiebel
½ gelber Paprika
1 kleines Stück frischer Ingwer
½ roter Paprika
½ EL Kokosöl
½ EL Curry
½ EL Tomatenmark
½ EL Kurkuma
Pfeffer
Salz
Zubereitung

1. Zwiebel, Knoblauch abziehen, hacken.
2. Ingwer waschen, evtl. schälen, hacken.
3. Zucchini, Möhre waschen, stückeln.
4. Paprika waschen, entkernen, stückeln.

5.   Linsen in ein Sieb geben, gründlich abspülen, abtropfen lassen.

6.   In einem großen Topf Kokosöl geben, erhitzen. Zwiebel, Knoblauch, Zucchini, Karotten, Paprika zufügen, anbraten.

7.   Ingwer, Linsen zufügen, rösten.

8.   Ablöschen mit Kokosmilch und Wasser.

9.   Tomatenmark zufügen, verrühren. Würzen mit Salz, Pfeffer und Kurkuma.

10.   Topf mit Deckel abdecken, das Curry 15 Minuten köcheln lassen.

11.   Mango schälen, Fruchtfleisch herauslösen, würfeln.

12.   Über das fertige Curry Mangowürfel streuen.

Cremiger Lachsaufstrich

Zutaten:
100 g Frischkäse
100 g Räucherlachs
¼ Bund Dill
Meerrettich
Salz, Pfeffer

Zubereitung:
Räucherlach, Meerrettich und Dill klein hacken und mit dem Frischkäse verrühren.
Salzen und pfeffern.

Abendessen

(228 kcal, 2 g Kohlenhydrate, 55 g Protein, 12 g Fett)

Zutaten:

50 g Frischkäse (körnig)
10 g Kurkumawurzel
1 Gurke (grün)
Bärlauch
Leinsamen (nach Belieben)
4 Stangen Rhababer (rot)
100 g Erdbeeren
Sonnenblumenkerne
Salz und Pfeffer

Zubereitung:

Körnigen Frischkäse mit Leinsamenöl, Bärlauch, Kurkumawurzel, Salz und Pfeffer würzen.
Grüne Gurken ohne Fett in der Pfanne anbraten, dazu ein paar Leinsamen anrösten. Für den Erdbeeren-Rhabarber-Mix junge rote Rhabarber-Stangen kurz garen, mit den Erdbeeren mischen, Zitronensaft und ein paar Spritzer Öl darüber träufeln. Beim Anrichten wird zunächst der Frischkäse auf die gegrillten Gurken gegeben, dann der Rhabarber-Erdbeeren-Mix mit den gerösteten Leinsamen darüber verteilt. Zum Schluss noch ein paar Sonnenblumenkerne darüber streuen.

Auberginen mit Walnuss-Petersilienpesto

Zutaten für eine Portion:
100 g Kirschtomaten
70 g Rucola
1 Aubergine
¼ rote Zwiebel
50 ml Wasser
3 EL Zitronensaft
2 EL Petersilie
2 EL gehackte Walnüsse
2 EL Parmesan
1 EL Olivenöl
1 TL Rotweinessig
1 TL Balsamico

Zubereitung:
Petersilie, Walnüsse, Parmesan, Olivenöl, 1 ½ EL
Zitronensaft und Wasser in einen Mixer geben und
pürieren.
Aubergine halbieren und mit der Hälfte des Pestos und
des Zitronensafts einreiben.
Bei 200° C für 25 Minuten backen.
Währenddessen Zwiebel schälen und in Scheiben
schneiden.
In Rotweinessig für 20 Minuten marinieren.
Rucola und Tomaten waschen und klein schneiden.
Mit den Zwiebeln und dem Balsamico vermengen.

Aubergine mit Salat und restlichen Pesto servieren:

Zubereitungszeit: 55 Minuten

Avocadosalat mit Cocktailtomaten

Portionen: 4
Nährwerte je Portion:
Kcal: 296, Eiweiß: 4 g, Fett: 21 g, Kohlenhydrate: 15 g,
Ballaststoffe: 8 g
Zutaten
2 reife Avocados
1 Mango
350 g Cocktailtomaten
250 g Rucola
1 EL Zitronensaft

Dressing
2 EL Olivenöl
2 EL Orangensaft
2 EL Zitronensaft
1 EL Senf
Pfeffer
Zubereitung

1. Avocado halbieren, entsteinen, Fruchtfleisch herauslösen, würfeln, in eine Schüssel geben.
2. Mango schälen, Fruchtfleisch würfeln, zur Avocado geben, das Ganze mit Zitronensaft beträufeln.
3. Tomaten waschen, halbieren.
4. Rucola waschen, verlesen, grobe Stiele entfernen.
5. Tomaten und Rucola zur Avocado-Mango-Mischung geben, vorsichtig vermischen.

6.   Dressing: Zitronen- und Orangensaft in eine Schüssel geben, Senf zufügen, verrühren.

7.   Würzen mit Salz, Pfeffer; Olivenöl zugeben, unterschlagen.

8.   Das Dressing über den Salat gießen und vorsichtig vermischen.

Quinoa – Hühnchensalat

Zutaten:
½ Tasse Quinoa
200 g Hühnerbrüste
1 kleine rote Zwiebel
2 reife Avocados
3 EL Zitronensaft
1 EL natives Olivenöl
1 EL frische Estragonblätter
Salz und Pfeffer

Zubereitung:
Hühnerbrüste kochen, würfeln und in eine kleine Schüssel geben.
Avocados mit Kartoffelstampfer zerstampfen und zu den Hühnerbrüsten hinzufügen.
Zwiebel und Estragonblätter fein schneiden.
Quinoa kochen.
Zwiebeln, Estragon, Quinoa mit Olivenöl und Zitronensaft zu den Hühnerbrüsten hinzufügen.
Würzen mit Salz und Pfeffer, anschließend kräftig umrühren.

Paprikasuppe

200 g Paprika
300 g Kürbis
Italienische Kräuter
Brühe

(Alle Rezepte enthalten in etwa 200 cal, damit du bei drei Mahlzeiten nicht über insgesamt 600 cal kommst.) Kommen wir nun zum Thema Sport, während des Fasten. Einige haben vielleicht Angst während des Fasten Sport zu treiben, da sie sich eventuell anfangs schwach fühlen. Und weil sie glauben, dass sie durch den Sport noch mehr Hunger bekommen. Dies ist allerdings nicht der Fall. Es ist sogar äußerst wichtige während des Fasten Sport zu treiben, damit nicht so viel Muskelmasse abgebaut wird. Sobald der Körper nach dem ersten Fastentag den kompletten Glykogenspeicher aufgebraucht hat, um Energie zu gewinnen, geht er dazu über seine Energie aus den Fettdepots und den Muskeln zu ziehen. Wenn man diesem Muskelabbau nicht mit Sport entgegenwirkt, nimmt man zwar einige Kilos ab, hat aber auch keine Muskeln mehr. Sobald man diese Muskeln dann wieder aufbaut, nimmt man auch wieder zu. Fast jede Sportart eignet sich dazu, vom Schwimmen übers Wandern zum Laufen oder auch Nordic Walking. Umso mehr Bewegung desto besser. Und du wirst auch deutlich bessere Ergebnisse erzielen. Wenn du fastest, wirst du sehr viel Zeit haben Sport zu treiben. Das ist wirklich gut, denn es hilft dir dabei, eine Art Routine zu entwickeln, die du auch nach dem Fasten immer noch weiter beibehalten kannst. Doch wie steht es mit dem intermittierenden Fasten und Sport? Die Phasen in denen du fastest werden sich nach wenigen Wochen in deine leistungsfähigsten Zeiten verwandeln und eignen sich deshalb super für Sport. Du brauchst keine Bedenken zu haben, dass du dich zu schwach fühlen wirst. Wenn du auf leeren Magen trainierst und dein Blutzuckerspiegel niedrig ist, dann wird dir das auch beim Abnehmen noch mehr Erfolg bieten. Fasten und Sport stehen also nicht im kompletten Gegenteil, sondern sind super zu vereinen, um nicht gleich zu sagen, das Eine geht ohne das Andere nicht.

Vanille-Erdbeer Shake

Für 2 Personen

Zutaten:
150 g Erdbeeren
25 g Vanille Eiweißpulver
100 g Joghurt
200 ml Wasser

Zubereitung:
Die Erdbeeren gründlich waschen und die Stielansätze entfernen. Alle Zutaten in eine Schüssel und fein pürieren. Die Menge reicht für zwei Gläser.

Blaubeeren-Müsli

Zutaten:
75 g Magerquark
50 g Blaubeeren
25 g gehackte Mandeln
2 EL Wasser
2 EL Leinsamen
Stevia nach Bedarf

Zubereitung:
Quark mit Wasser verrühren.
Leinsamen unterheben und zehn Minuten quellen
lassen.
Vor dem Servieren die gehackten Mandeln auf dem
Quark verteilen.
Bei Bedarf mit Stevia.

Eier-Muffins mit Speck

Zeitaufwand: 20 Minuten

Nährwertangaben pro Portion:
Kcal: 370
Protein: 20g
Fett: 32g
Kohlenhydrate: 0,5g

Zutaten für 2 Portionen:
2 große Eier
150g Bacon (Frühstücksspeck)
etwas Salz, Pfeffer, italienische Kräuter und geriebenen Cheddarkäse

Zubereitung:
1. Speck in einer Pfanne mit etwas Öl kurz anbraten. Speck gleichmäßig in 2 Muffin-Förmchen geben, dort hinein jeweils 1 Ei schlagen und mit Salz, Pfeffer, italienischen Kräutern und geriebenem Cheddarkäse würzen.

2. Im vorgeheizten Backofen 14 Minuten bei 220°C Ober-/Unterhitze fertiggaren.

Puten-Chili-Sandwich mit selbstgemachter Joghurt-Guacamole

⁗Zutaten für 1 Portion

1 EL Olivenöl
1 Bio-Limette, ausgepresst
1 BundFrischer Koriander, kleingehackt
1 ZeheKnoblauch, gepresst
1 rote Chilischote, kleingehackt
n.B. Ingwer, gerieben
1 Putenbrustfilet
1 EL Griechischer Joghurt
½ Avocado
1 Vollkorntoast, getoastet
3-4 Blätter Salat nach Belieben
2-3 Scheiben Tomate
Nährwertangaben pro Portion
Kcal: 385 kcal; Kohlenhydrate: 27,9 g; Fett: 23 g;
Eiweiß: 39,1g

⚑Zubereitung

Olivenöl, die Hälfte des Limettensafts, die Hälfte des Korianders und die Hälfte des Knoblauchs in einen Mixer geben und auf höchster Stufe verblenden.
Die Schale der Limette, Chili und Ingwer hinzufügen und für weitere 2-3 Sekunden vermischen. Mit Salz und Pfeffer abschmecken.

Die Marinade in eine kleine Schüssel füllen und das Putenbrustfilet darin wenden. Für 20-30 Minuten zum Marinieren in den Kühlschrank stellen.

Den Rest des Limettensafts, des Korianders und des Knoblauchs in eine Schüssel geben. Die Avocado schälen, entsteinen und mithilfe einer Gabel zerdrücken. Mit den anderen Zutaten vermengen. Joghurt hinzufügen und mit Salz und Pfeffer abschmecken.

Eine kleine Pfanne erhitzen und das Putenbrustfilet von beiden Seiten für 4 Minuten scharf anbraten.

Den Toast mit der Guacamole bestreichen, mit Salat, Tomaten und Putenbrustfilet belegen und sofort genießen.

Frischkäseomelette

Zutaten:
4 Eier
Öl zum Braten
10EL Frischkäse
Pfeffer und Salz
3EL Milch

Paprikapulver

Zubereitung:
1.Eier zusammen mit Frischkäse und Milch in einer Schüssel verquirlen und mit
Salz, Paprikapulver und Pfeffer würzen.
2.In einer Pfanne etwas Öl erhitzen,   das
Omelette von beiden Seiten goldbraun
braten und anschließend servieren.

Kraft-Frühstück

Portionen: 1 Portion
Zeitaufwand: 5-10 Minuten
Nährwertangaben: ca. 400 kcal

Zutaten:
6 EL Naturjoghurt
4 Eier
3 EL Haferflocken
1 Tomate
1 Paprika, gewürfelt
1 Handvoll Eisbergsalat
Salz, Pfeffer, Paprikapulver

Zubereitung:
1.   3 der Eier vom Eigelb befreien und Eiweiß gemeinsam mit dem vierten Ei in eine Tasse füllen. Alles mit Salz, Pfeffer, Paprikapulver und Haferflocken vermengen.

2.   Die Mischung nun in einer Pfanne wie Pfannkuchen anbraten und wieder herausnehmen. Den Naturjoghurt und das gewürfelte Gemüse darauf verteilen und servieren.

Marinierter Kabeljau mit Gemüse

Zutaten für eine Portion:
200 g Kabeljaufilet ohne Haut
60 g grüne Bohnen
5 Grünkohlblätter
1 Selleriestaude
1 Knoblauchzehe
1 Thai-Chilischote
¼ rote Zwiebel
4 EL Buchweizen
2 ½ EL Miso
2 EL Olivenöl
1 EL Sojasoße
1 EL Mirin
1 TL Kurkuma
1 TL Sesamsamen
1 TL Petersilie

Zubereitung:
Miso, Mirin und 1 EL Olivenöl vermischen.
Kabeljau darin für 30 Minuten marinieren.
Anschließend bei 200° C für zehn Minuten backen.
In der Zwischenzeit Zwiebel, Sellerie, Knoblauch, Thai-Chili, Grünkohl und grüne Bohnen waschen, putzen und klein schneiden. Zwiebel in 1 EL Olivenöl glasig braten.
Nach und nach das restliche Gemüse zugeben und leicht anbraten.
Zum Schluss den Grünkohl unterheben und für weitere

fünf Minuten garen.
Buchweizen nach Packungsanleitung zubereiten.
Mit Kurkuma würzen. Sesam, Petersilie und Sojasoße
zum Gemüse geben und gut durchrühren.
Mit Kabeljau und Buchweizen servieren.

Zubereitungszeit: 50 Minuten

Ackersalat mit Käsetalern

Portionen: 4
Nährwerte je Portion:
Kcal: 275, Eiweiß: 6 g, Fett: 17,9 g, Kohlenhydrate: 16,1 g, Ballaststoffe: 4,9 g
Zutaten
200 g Ackersalat
600 g Cocktailtomaten
20 g gehobelte Haselnüsse
2 Äpfel
2 Zwiebeln
4 EL Rapsöl
4 EL Weißweinessig
4 Taler Ziegenfrischkäse zu je 40 g
2 TL mittelscharfer Senf
2 TL Reissirup
Salz
Pfeffer
Zubereitung

1. Beim Backofen den Grill einschalten, vorheizen, Backblech mit Backpapier auslegen.
2. Ackersalat verlesen, Wurzelansätze abschneiden, waschen, trocken schleudern.
3. Tomaten waschen, halbieren.
4. Apfel waschen, Kerngehäuse entfernen, dann vierteln und in Scheiben schneiden.
5. Eine beschichtete Pfanne erhitzen, Haselnüsse zufügen, rösten, abkühlen lassen.

6.   Für das Dressing: Zwiebel abziehen, würfeln, in eine Schüssel geben.

7.   Reissirup, Essig, Senf, Salz, Pfeffer zufügen, vermischen. Öl zugeben, unterschlagen.

8.   Die Käsetaler auf dem Backblech verteilen, 4 Minuten gratinieren lassen.

9.   Tomaten, Ackersalat, Apfel zum Dressing geben, das Ganze gründlich mischen.

10.   Käsetaler mit Ackersalat anrichten.

Bärlauchsuppe

Zutaten:
250 ml Gemüsebrühe
75 ml Creme Fraiche
75 g Bärlauch
1 Schalotte
½ Bund Schnittlauch
1 EL Olivenöl
Salz, Pfeffer

Zubereitung:
Bärlauch waschen und in Streifen schneiden.
Schalotte und Schnittlauch putzen und fein hacken.
Bärlauch und Schalotte in heißem Öl andünsten.
Mit der Gemüsebrühe ablöschen und zehn Minuten
köcheln.
Anschließend fein pürieren und die Creme Fraiche
unterrühren.
Salzen und pfeffern.
Vor dem Servieren den Schnittlauch unterheben.

Paprikasuppe

Für 4 Personen

Zutaten:
3 kleine Paprikaschoten
1 Zwiebel
1 Knoblauchzehe
½ EL Olivenöl
500 ml Gemüsebrühe
Salz
½ TL Rosenpaprika
1 ½ TL Paprikapulver edelsüß
2 EL saure Sahne

Zubereitung:
Die Paprikaschoten waschen und halbieren. Die Stielansätze sowie die Trennwände mit den Kernen entfernen und die Schotenhälften in Streifen schneiden. Die Zwiebel und den Knoblauch schälen und sehr fein hacken.
Zwiebel und Knoblauch mit dem Öl in einem Topf glasig anbraten.
Die in Streifen geschnittenen Paprikaschoten mit der Gemüsebrühe hinzufügen. Einmal aufkochen lassen und dann bei mittlerer Temperatur 5 bis 7 Minuten garen.
Die Suppe mit Salz, dem Rosenpaprika und dem edelsüßen Paprika abschmecken und in Teller füllen.
Jeweils 1 Esslöffel saure Sahne auf die Suppe geben.

Porridge mit Erdbeeren

Zutaten:
100 ml Kokosmilch
100 ml Wasser
2 EL Haferkleie
3 EL Proteinpulver (Vanille oder Schokolade)
75 g Erdbeeren
Nach Bedarf Stevia

Zubereitung:
Kokosmilch mit Wasser erhitzen.
Vom Herd nehmen und kurz abkühlen lassen.
Haferkleie einrühren und fünf Minuten quellen lassen.
Anschließend das Proteinpulver und das Stevia untermischen.
Erdbeeren waschen und vierteln.
Gemeinsam mit dem Porridge servieren.

Leichter Kokostraum

Zeitaufwand: 45 Minuten

Nährwertangaben pro Portion:
Kcal: 52
Protein: 3g
Fett: 4g
Kohlenhydrate: 1g

Zutaten für 20 Portionen:
1 großes Ei
50g Kokosflocken
50g Mehl
1 Esslöffel Zucker
60g Butter
½ Btl. Backpulver

Zubereitung:
1. Ei, die Hälfte der Kokosflocken sowie Zucker, Backpulver und Butter gut vermengen und für mindestens eine halbe Stunde im Kühlschrank ziehen lassen.
2. Teig mit Hilfe von Mehl ausrollen.

3. Plätzchen ausstechen, mit den restlichen Kokosflocken bestreuen und in den vorgeheizten Backofen bei 180 Grad Umluft geben und 8 Minuten backen.

Nizza-Salat mit frischem Wildlachs

Zutaten für 4 Portionen
300 g Wildlachsfilet
100 g Römersalat
200 g Kartoffeln, gekocht und gewürfelt
200 g grüne Bohnen, gekocht
1 rote Zwiebel, in Scheiben geschnitten
4 Tomaten, gewürfelt
8-10 Schwarze Oliven, halbiert

Für das Dressing:
1 Bio-Zitrone
1 EL Frischer Thymian, kleingehackt
1 EL Dijon-Senf
n.B. Salz und schwarzer Pfeffer
Nährwertangaben pro Portion
Kcal: 240 kcal; Kohlenhydrate: 7,9 g; Fett: 6,5 g; Eiweiß: 13 g
Zubereitung
Olivenöl in einer Pfanne erhitzen. Das Wildlachsfilet mit schwarzem Pfeffer würzen und für 2-3 Minuten von beiden Seiten braten.
Römersalat, Kartoffeln, Bohnen, Zwiebeln und Tomaten in eine Salatschüssel geben und grob vermengen.
Den Wildlachs in breite Streifen schneiden und über dem Gemüse verteilen.

Zitronensaft, Zitronenschale, Thymian, Senf, Salz und Pfeffer in einer kleinen Schüssel verrühren und über den Salat geben.

Den Nizza-Salat auf Tellern anrichten, mit Oliven und frischen Thymianblättern garnieren und umgehend servieren.

Erdbeer-Grießbrei

Zutaten:
140g Weichweizengrieß

Zitronensaft
4 Eier
1l Milch
3 Msp. Stevia
400g Himbeeren
1TL Zimt
1 Prise Salz
Zubereitung:
1.Eier trennen,
Eiweiß steif schlagen und Eigelb in eine Schüssel geben,
Milch in einem Topf zum Kochen bringen,
Weichweizengrieß, Salz und
Stevia vermischen und in die Milch geben. Alles
unter ständigem Rühren 1 Minute
köcheln lassen.
2. Grießbrei zum Eigelb geben und gut vermischen.
Anschließend
das Eiweiß vorsichtig unterheben und anschließend die
Himbeeren hinzugeben.
3. Mit Zimt bestreut servieren..

Vollkornrisotto mit Zwetschgen

Portionen: 2 Portionen
Zeitaufwand: 40 Minuten
Nährwertangaben: ca. 350 kcal

Zutaten:
400 ml Wasser
1 Tasse Vollkornreis
15 Zwetschgen entsteint
4 EL Roggenflocken
2 Vanilleschoten
1 Prise Kardamom

Zubereitung:
1. Entsteinte Zwetschgen, Vollkornreis, Vanilleschoten, Kardamom und Zimt in einen Schnellkochtopf geben und für 20 Minuten bei geringer Hitze köcheln lassen.

2. Vanilleschoten nun entfernen, Roggenflocken hinzugeben und bei ständigem Rühren weitere 10 Minuten kochen lassen. Warm und kalt genießbar!

Açai-Eiscreme

Zutaten für 4 Personen:
100 ml Açai-Saft
250 g Naturjoghurt
250 ml Schlagsahne
3 EL Honig

Zubereitung:
Naturjoghurt mit dem Honig pürieren.
Nach und nach den Açai-Saft unterrühren.
Schlagsahne aufschlagen und unter die Joghurt-Açai-Masse heben.
In eine gefrierfeste Form füllen und mindestens fünf Stunden einfrieren.

Zubereitungszeit: 15 Minuten
Gehaltvolle Quiche
Portionen: 1 Quiche
Nährwerte je Portion:
Kcal: 569, Eiweiß: 24,1 g, Fett: 44,1 g, Kohlenhydrate: 20 g, Ballaststoffe: 6 g
Zutaten
125 g Vollkornmehl
125 g gemahlene Mandeln
125 g Magerquark
125 g geriebener Käse (Fettgehalt: 30 %)
200 ml Kochsahne
100 ml Olivenöl

2 Gemüsezwiebeln
20 in Öl eingelegte Tomaten
1 Knoblauchzehe
4 mittelgroße Eier
2 EL Rosmarin
1 EL grobes Meersalz
Salz
Pfeffer
Fett für die Form
Zubereitung

1. Backofen auf 180 °C vorheizen; Springform einfetten.
2. Rosmarin abbrausen, Nadeln abzupfen, fein hacken.
3. Mandeln, Mehl, Magerquark in eine Schüssel geben, mischen.
4. Olivenöl, 1 EL Rosmarin, 1 EL Salz zufügen, das Ganze mit dem Knethaken des Handrührgerätes zu einem glatten Teig verarbeiten.
5. Den Teig in die Form füllen, dabei einen Rand ausarbeiten. Die Form in den Ofen stellen, 15 Minuten backen.
6. Zwiebel abziehen, in Ringe schneiden. Knoblauch abziehen, fein würfeln.
7. Tomaten in ein Sieb geben, abtropfen lassen, stückeln.
8. Eine beschichtete Pfanne erhitzen. Zwiebel, Knoblauch, Tomaten zugeben, anschwitzen.

9.   Die   Zwiebel-Tomaten-Mischung   auf   dem
Quicheboden verteilen.

10.   Kochsahne in eine Schüssel geben, Eier, Käse und
1 EL Rosmarin sowie Pfeffer und Salz zufügen, das
Ganze verquirlen.

11.   Die   Sahne-Eier-Mischung   auf   der   Quiche
verteilen, die Quiche nochmals in den Ofen stellen, 25
Minuten backen.

Rote-Bete-Suppe

Zutaten:
400 g Rote Bete
Knollensellerie
3 Möhren
1 Zitrone
400 ml Gemüsebrühe
75 ml Milch
4 EL Creme Fraiche
1 EL Olivenöl
1 Lorbeerblatt
1 TL Sternanis
Salz, Pfeffer, Muskat

Zubereitung:
Möhren, Sellerie und Rote Bete schälen, würfeln und in heißem Öl andünsten.
Nach drei Minuten mit der Gemüsebrühe ablöschen.
Lorbeer, Sternanis und Muskat hinzugeben.
Suppe für 30 Minuten köcheln.
Anschließend fein pürieren.
Mit Zitronensaft, Salz und Pfeffer abschmecken.

Hähnchencurry

Für 2 Personen

Zutaten:
300 g Hähnchenbrust
4 EL Sojasauce
1 Msp Sambal Oelek
2 Paprikaschoten, alternativ anderes Gemüse wie
Möhren, Zucchini, Brokkoli
2 Tassen Wasser
1-2 TL Currypulver
4 TL Tomatenmark
100 ml Kaffeesahne
Johannisbrotkernmehl zum Binden
Salz, Knoblauch (frisch oder Pulver)

Zubereitung:
Die Hähnchenbrust klein schneiden. Die Sojasauce mit
dem Sambal Oelek verrühren. Die zerkleinerte
Hähnchenbrust darin 15 Minuten marinieren. Das
Gemüse waschen, evtl. schälen und klein schneiden.
Eine beschichtete Pfanne erhitzen und die
Hähnchenbrust mit der Marinade ohne Öl unter
Rühren anbraten. Das Gemüse dazugeben und etwas
mitdünsten. Tomatenmark und Currypulver dazugeben
und mit dem Wasser angießen.
Johannisbrotkernmehl dazugeben und bis zum
gewünschten Biss des Gemüses köcheln lassen. Mit der

Kaffeesahne abschmecken und ggf. noch mit Salz und
Knoblauchpulver würzen.

Superfood - Chiabrötchen

Zutaten:
200 g Magerquark
150 g Proteinpulver
100 g Chiasamen
2 Eier
250 ml Wasser
1 EL Salz

Zubereitung:
Alle Zutaten miteinander vermengen und zu einem
glatten Teig kneten.
Kleine Brötchen formen.
Im vorgeheizten Ofen bei 175°C für 20 Minuten
backen.

Tomatenhähnchen

Zeitaufwand: 20 Minuten

Nährwertangaben pro Portion:
Kcal: 298
Protein: 43g
Fett: 8g
Kohlenhydrate: 12g

Zutaten für 2 Portionen:
400g Filet vom Hähnchen
4 Cherrytomaten
10ml Kokosöl
1 Dose zerkleinerte Tomaten
etwas Rucola, Sahne, Salz, Pfeffer

Zubereitung:
1. Hähnchenfilet waschen und in kleine Stücke schneiden.
2. Kokosöl in eine Pfanne geben, erhitzen und Hähnchenstücke darin anbraten.
3. Cherrytomaten und Rucola waschen und klein schneiden.
4. Cherrytomaten in die Pfanne geben und mitbraten, mit den zerkleinerten Tomaten und Sahne ablöschen und nochmal aufkochen.

5. Mit Rucola, Salz und Pfeffer versetzen.

One-Pot-Hühnchen an mediterranem Gemüse und Kartoffel-Nudeln

Zutaten für 4 Portionen
500 g Putenbrustfilets, gewürfelt
n.B. Salz und Pfeffer
½ TL Olivenöl
½ Zwiebel, fein gewürfelt
1 rote Paprika, in Streifen geschnitten
¼ TL Paprika, edelsüß
1 ZeheKnoblauch, gepresst
200 g Kirschtomaten, halbiert
1-2 rote Kartoffeln
125 ml Hühnerbrühe
¼ TL Chiliflocken
½ TL Frischer Thymian, kleingehackt
100 g Schwarze Oliven
1 ½ EL Frische Petersilie, kleingehackt

Außerdem:
Spiralschneider oder Julienne-Messer
Nährwertangaben pro Portion
Kcal: 274 kcal; Kohlenhydrate: 15 g; Fett: 12 g; Eiweiß: 26,4 g
✔Zubereitung
Die roten Kartoffeln mithilfe eines Spiralschneiders oder Julienne-Messers zu „Spaghetti" schneiden.
Putenbrustfilets mit Salz und Pfeffer würzen.

Olivenöl in einer tiefen Pfanne erhitzen und die Putenbrustfilets für 4-5 Minuten von beiden Seiten goldbraun braten.

Zwiebel, Paprika und Paprikapulver hinzufügen und für 2-3 Minuten mitbraten. Anschließend Knoblauch, Kirschtomaten, Hühnerbrühe, Chiliflocken, Thymian, Salz und Pfeffer in die Pfanne geben und unterrühren.

Das Gericht aufkochen lassen, die Hitze reduzieren und zugedeckt für 5-7 Minuten köcheln lassen.

Kartoffel-Nudeln unterrühren und das One-Pot-Hühnchen für weitere 10 Minuten köcheln lassen.

Das One-Pot-Hühnchen auf tiefen Tellern anrichten, mit Oliven und frischer Petersilie garnieren und heiß servieren.

Asia-Rührei

Zutaten:
2cm Ingwer
6EL Kokosmilch
1 Bund
200g Sprossen
Frühlingszwiebeln
Salz und Pfeffer
6 Eier

Zubereitung:
1.   Ingwer schälen und   klein   hacken. Die Frühlingszwiebel waschen, klein
schneiden und die Sprossen waschen und abtropfen.
2.Eier und Kokosmilch in eine Schale geben und mit Salz, Pfeffer und Ingwer

vermischen.
3.Eine Pfanne mit Olivenöl erhitzen und die Eiermischung hinzugeben und gut
umrühren.
4. Das fertige Gericht mit Sprossen dekoriert servieren.

Rote Linsen-Gemüsebrei

Portionen: 2 Portionen
Zeitaufwand: 20 Minuten
Nährwertangaben: ca. 550 kcal

Zutaten:
800 ml Wasser
500 g Knollensellerie
200 g Karotten

100 g Linsen rot
100 g Dinkelvollkornnudeln
1 Zwiebel
1 Knoblauchzehe
1 Stück Ingwer
1 Bund Petersilie
1 Prise Korianderpulver
1 Prise Paprikapulver scharf
1 TL Salz
1 TL Kurkuma
Pfeffer

Zubereitung:
1. Gewürfeltes Knollensellerie, kleingehackte Möhren und Zwiebel mit den roten Linsen in einen Topf mit Wasser geben. Ingwer, Petersilie und Knoblauchzehe fein hacken und ebenfalls dazu geben. Alles miteinander für 10 Minuten kochen lassen und

parallel in einem anderen Topf die Dinkelvollkornnudeln kochen.

2. Gemüse, wenn es weich ist, pürieren, das Wasser der Nudeln abgießen und abschließend alles miteinander vermengen. Würzen und fertig!

Fruchtspieße mit Erdbeersoße

Zutaten für 4 Portionen:
400 g Erdbeeren
150 g rote Weintrauben
1 Ananas
1 TL Honig

Zubereitung:
Erdbeeren waschen, putzen und klein schneiden.
100 g davon fein pürieren.
Mit Honig abschmecken.
Weintrauben und Ananas klein schneiden.
Gemeinsam mit den restlichen Erdbeeren auffädeln.
Mit der Erdbeersoße servieren.

Zubereitungszeit: 15 Minuten

Gurke-Avocado-Smoothie

Portionen: 2
Zutaten
½ Gurke
½ Kopfsalat
1 Avocado
¼ l Wasser
Zubereitung

1. Kopfsalat waschen, klein schneiden.
2. Gurke waschen, grob würfeln.
3. Avocado halbieren, entsteinen, Fruchtfleisch grob stückeln.
4. Alles, einschließlich des Wassers in den Mixer geben, durchmixen, bis die Masse eine geschmeidige Konsistenz hat.

Low Carb - Blumenkohl-Pizza (Grundrezept)

Zutaten:
1 Blumenkohl
500 g passierte Tomaten
200 g geriebener Käse
3 Eier
1 Knoblauchzehe
Salz, Pfeffer, Oregano

Zubereitung:
Blumenkohlröschen fein pürieren und mit einem
Küchentuch auspressen.
Mit den Eiern, Salz, Pfeffer und Käse verrühren.
Blumenkohlmasse auf einem Backblech ausstreichen.
Bei 200°C für 20 Minuten backen.
Aus den passierten Tomaten, Knoblauch, Oregano, Salz
und Pfeffer eine Soße herstellen.
Auf der Pizza verteilen und nach Belieben belegen.

Blumenkohl aus dem Ofen

Für 2 Personen

Zutaten:
1 Blumenkohl
4 El Öl
Salz
½ Tl edelsüßes Paprikapulver
200 g Doppelrahmfrischkäse
4 El Milch
Salz, Pfeffer
100 g geräucherter Lachs
½ Beet Gartenkresse

Zubereitung:
Ofen auf 200 Grad (Umluft 180 Grad) vorheizen.
Den Blumenkohl von Strunk und Blättern befreien und
für 10 Minuten in eine Schüssel mit Salzwasser legen,
danach abbrausen.
Den Blumenkohl auf ein Backblech setzen. Öl, Salz und
Paprikapulver vermischen und über den Blumenkohl
träufeln. 200 ml Wasser auf das Blech gießen und alles
im heißen Ofen im unteren Ofendrittel 1 Stunde
backen.
Währenddessen den Doppelrahmfrischkäse mit der
Milch glatt rühren. Mit Salz und Pfeffer würzen. Den
geräucherten Lachs klein schneiden. Die Gartenkresse
abschneiden. Den Lachs und die Hälfte der
abgeschnittenen Kresse unter den Frischkäse mischen.

Mit der restlichen Kresse bestreuen und zum Blumenkohl servieren.

Cremiger Lachsaufstrich

Zutaten:
100 g Frischkäse
100 g Räucherlachs
¼ Bund Dill
Meerrettich
Salz, Pfeffer

Zubereitung:
Räucherlach, Meerrettich und Dill klein hacken und mit
dem Frischkäse verrühren.
Salzen und pfeffern.

Schmorbraten „Traditional"

Zeitaufwand: 130 Minuten

Nährwertangaben pro Portion:
Kcal: 274
Protein: 42g
Fett: 11g
Kohlenhydrate: 2g

Zutaten für 2 Portionen:
400g Rinderschmorbraten
1 Knoblauchzehe
70ml Sherry
200ml Rinderfond (Fertigprodukt)
3 Stangen Thymian
1 Esslöffel Olivenöl
1 Teelöffel Tomatenmark
Salz, Pfeffer, Lorbeerblätter

Zubereitung:
1. Rindfleisch waschen und in grobe Würfel schneiden, Thymian waschen, Knoblauch schälen und klein schneiden.
2. Rindfleisch, Thymian, Tomatenmark und Knoblauch mit Olivenöl in die Pfanne geben und scharf anbraten.
3. Mit Sherry ablöschen, Rinderfond, Lorbeerblätter, Salz und Pfeffer dazugeben und noch etwa 10 Minuten köcheln.

4. Pfanne mit Deckel in den vorgeheizten Backofen (160 Grad, Umluft) stellen und ca. 2 Stunden schmoren.

Tatar-Cevapcici mit hausgemachtem Tzaziki und Tomaten

Zutaten für 4 Portionen

Für die Cevapcici:
250 g mageres Rinderhackfleisch (Tatar)
2 Zehen Knoblauch, gepresst
1 Zwiebel, fein gewürfelt
50 g Magerquark
n.B. Salz und schwarzer Pfeffer
n.B. Chiliflocken
1 TL Olivenöl

Für das hausgemachte Tzaziki:

500 g Salatgurke
200 g Magerquark
100 g Griechischer Joghurt
n.B. Salz und schwarzer Pfeffer
2 Zehen Knoblauch, gepresst
Etwas Zitronensaft, frisch gepresst

400 g Kirschtomaten, halbiert
2 Frühlingszwiebel, in dünne Ringe geschnitten
Nährwertangaben pro Portion
Kcal: 390 kcal; Kohlenhydrate: 11,8 g; Fett: 16 g;
Eiweiß: 22,3 g
✒Zubereitung
Für das Tzaziki:

Die Salatgurke halbieren, die Kerne auskratzen. Die Gurke raspeln und kräftig salzen. Die Gurkenraspeln für circa 10 Minuten ziehen lassen, anschließend kräftig ausdrücken und mit Magerquark, Joghurt, Salz, Pfeffer, Knoblauch und Zitronensaft in einer kleinen Schüssel vermengen. Das Tzaziki kalt stellen.

Rindfleisch, Knoblauch, Zwiebel und Magerquark in einer Rührschüssel zu einer glatten Masse verarbeiten. Mit Salz, Pfeffer und Chiliflocken würzen. Aus der Masse drei dünne, längliche Röllchen formen, diese mit Frischhaltefolie umwickeln und kalt stellen.

Olivenöl in einer Pfanne erhitzen und die Röllchen von allen Seiten goldbraun braten.

Kirschtomaten und Frühlingszwiebeln auf einem Teller anrichten, salzen und pfeffern. Cevapcici-Röllchen dazulegen und mit dem gekühlten Tzaziki genießen.

Quinoa-Brokkoli-Salat

Zutaten:
4EL Olivenöl
100 g Quinoa
½ Zwiebel
400 g Brokkoli

1
300 ml Gemüsebrühe

Knoblauchzehe
2 TL Zitronensaft
Salz und Pfeffer

Zubereitung:
1.Quinoa in einem Sieb waschen und in Gemüsebrühe aufkochen lassen.
2. Den Knoblauch und die Zwiebel schälen und in kleine Stücke hacken.
3.Knoblauch, Zwiebel, Zitronensaft mit Olivenöl vermis chen und mit Salz und
Pfeffer würzen.
4.Brokkoli in kleine Rösschen schneiden und zum Quino a hinzugeben.
5. Alle Zutaten zusammenmischen und anschließend servieren.

Zucchini-Kartoffelauflauf

Portionen: 3 Portionen
Zeitaufwand: 20 Minuten + Backzeit
Nährwertangaben: ca. 450 kcal

Zutaten:
600 g Kartoffeln
300 g Tatar
180 g Zucchini
100 g Tomaten
100 ml Sahne
70 g Käse gerieben
50 ml Milch
2 Eier
1 EL Margarine
Muskat
Salz und Pfeffer

Zubereitung:
1.   Zunächst die Kartoffeln kochen. Währenddessen das Tatar in einer Pfanne mit Margarine braten bis es krümelig ist. Danach die Tomaten und Zucchini waschen und in Scheiben schneiden. Die gekochten Kartoffeln jetzt abgießen, schälen und ebenfalls in Scheiben schneiden. Den Ofen auf 180°C vorheizen.

2.   In einer Auflaufform nun Kartoffeln und Gemüse abwechselnd aufeinander schichten und abschließend mit Tatar bestreuen. In einer kleinen Schlüssel nun nur noch Milch, Sahne und Eier verquirlen, mit Muskat, Salz

und Pfeffer würzen, alles über den Auflauf verteilen und für 25 Minuten backen.

Vitamin-C-Smoothie

Portionen: 1
Zutaten:
2 Äpfel
2 Birnen
1 Schälchen Feldsalat
100 ml Wasser
Zubereitung:

1. Äpfel und Birnen schälen, stückeln.
2.   Feldsalat putzen.
3.   Alles in den Mixer geben, Wasser zufügen und das Ganze gut durchmixen.

Wirsing-Flammkuchen

Zutaten:
2 Wirsing
2 Eier (M)
100 g Creme Fraiche
50 g geriebener Gouda
100 g Schinkenspeck
1 Zwiebel
2 EL Haferkleie

Zubereitung:
Wirsing raspeln.
Bei 180°C für 15 Minuten rösten.
Nach dem Abkühlen mit den Eiern, der Haferkleie und dem Gouda vermengen.
Salzen und pfeffern.
Flammkuchen bei 180°C für 20 Minuten backen.
Anschließend mit Creme Fraiche, Schinkenspeck und Zwiebelringen belegen.
Weitere 15 Minuten im Ofen garen.

Quinoa – Hühnchensalat

Zutaten:
½ Tasse Quinoa
200 g Hühnerbrüste
1 kleine rote Zwiebel
2 reife Avocados
3 EL Zitronensaft
1 EL natives Olivenöl
1 EL frische Estragonblätter
Salz und Pfeffer

Zubereitung:
Hühnerbrüste kochen, würfeln und in eine kleine
Schüssel geben.
Avocados mit Kartoffelstampfer zerstampfen und zu
den Hühnerbrüsten hinzufügen.
Zwiebel und Estragonblätter fein schneiden.
Quinoa kochen.
Zwiebeln, Estragon, Quinoa mit Olivenöl und
Zitronensaft zu den Hühnerbrüsten hinzufügen.
Würzen mit Salz und Pfeffer, anschließend kräftig
umrühren.

Krabbenkutter

Zeitaufwand: 5 Minuten

Nährwertangaben pro Portion:
Kcal: 80
Protein: 6g
Fett: 5g
Kohlenhydrate: 2g

Zutaten für 2 Portionen:
50g Krabbenfleisch
2 Stiele Dill
½ kleine Zwiebel
1 Radieschen
1 Esslöffel Olivenöl
2 Spritzer Zitronensaft
etwas Salz, Pfeffer

Zubereitung:
1. Zwiebel schälen und würfeln, Dill hacken und Radieschen putzen und in kleine Stiele schneiden.

2. Alle Zutaten in ein Gefäß geben und gut verrühren, salzen und pfeffern.

Fisch-Burger „Surf & Turf" an Paprika-Mayonnaise

Zutaten für 4 Portionen

Für die Paprika-Mayonnaise:
5 EL Salatmayonnaise
½ Zehe Knoblauch, gepresst
1 TL Paprika, edelsüß
1 Limette, ausgepresst

Für die Fisch-Patties:
1 TL Paprika, edelsüß
1 TL Zwiebelsalz
1 TL Knoblauchsalz
1 TL Brauner Zucker
½ TL Selleriesamen
4 Weißfischfilets
4 Vollkornbrötchen
4 Blätter Römersalat
1 Fleischtomate, in Scheiben geschnitten
1 rote Zwiebel, in Scheiben geschnitten
Nährwertangaben pro Portion
Kcal: 246 kcal; Kohlenhydrate: 1,9g; Fett: 16,3 g; Eiweiß: 22,8g
✍ Zubereitung
Salatmayonnaise, Knoblauch, Paprikapulver und Limettensaft in einer kleinen Schüssel verrühren. Nach Belieben mit Salz und Pfeffer abschmecken.

Paprikapulver, Zwiebel- und Knoblauchsalz, Selleriesamen und braunen Zucker in einer kleinen Schüssel verrühren und über die Weißfischfilets streuen. Sie sollten vollständig bedeckt sein.

Eine Grillpfanne erhitzen und die Fischfilets von beiden Seiten für 2-3 Minuten goldbraun braten.

Jeweils einen Esslöffel der Paprika-Mayonnaise auf den unteren Hälften der Vollkornbrötchen verteilen und die Brötchen mit Salat, Tomate, Zwiebel und jeweils einem Fischfilet belegen. Die andere Brötchenhälfte darüberlegen und die Fisch-Burger umgehend servieren.

Garnelensalat

Zutaten:
300g gemischter Salat
15 Oliven
3EL Olivenöl
2 Avocados
1 Zitrone
100g Kirschtomaten
Salz und Pfeffer
200g Garnelen
2 Zwiebeln
1 Knoblauchzehe
3EL Balsamico

Zubereitung:
1.   Den
gemischen Salat in einer Salattrommel waschen, die
Avocado halbieren, den Kern
entfernen und Fruchtfleisch herausnehmen.
2. Knoblauch und Zwiebeln schälen   und klein hacken,
die Kirschtomaten und Oliven halbieren.
3.   Pfanne mit Olivenöl erhitzen,
Zwiebeln und Knoblauch leicht anbraten, die Garnelen
und ebenfalls anbraten.
4.Tomaten, Avocado und Oliven mit dem Salat ver
mischen und den Saft der
halben Zitrone hinzugeben.

5.
Balsamico, Olivenöl, Salz und Pfeffer über den Salat geb
en, gut mischen und die
Zutaten aus der Pfanne ebenfalls hinzugeben und verm
ischen.

Apfel-Pfirsich-Saft

Portionen: 1 Portion
Zeitaufwand: 10 Minuten
Nährwertangaben: ca. 30 kcal

Zutaten:
2 Äpfel rot
2 Pfirsiche
Wasser

Zubereitung:
1.   Äpfel und Pfirsiche entkernen und stückeln, anschließend pürieren oder, wenn vorhanden, einen Entsafter nutzen.

2.   Bei Bedarf zum Verdünnen etwas Wasser hinzugeben, sofort umrühren und trinken.

Beeren-Smoothie mit Spinat

Portionen: 1
Zutaten:
250 g gemischte frische Beeren (alternativ TK-Beeren)
1 Mango
150 g frischer Spinat
¼ l Wasser
Zubereitung:

1. Beeren verlesen, waschen; TK-Beeren auftauen, abtropfen lassen.
2. Mango halbieren, entkernen und das Fruchtfleisch auslösen, klein schneiden.
3. Spinat waschen, klein schneiden.
4. Alle Zutaten mit dem Wasser in den Mixer geben und gut durchmixen. Wenn die gewünschte Konsistenz erreicht ist, dann in Gläser füllen.

Schokopudding

Zutaten:
200 ml Milch
50 ml Kokosmilch
2 EL Kakaopulver
1 TL Proteinpulver
3 EL Chiasamen
Stevia nach Bedarf

Zubereitung:
Alle Zutaten miteinander verrühren und fein pürieren.
Für eine Stunde kühlstellen.

Bärlauchsuppe

Zutaten:
250 ml Gemüsebrühe
75 ml Creme Fraiche
75 g Bärlauch
1 Schalotte
½ Bund Schnittlauch
1 EL Olivenöl
Salz, Pfeffer

Zubereitung:
Bärlauch waschen und in Streifen schneiden.
Schalotte und Schnittlauch putzen und fein hacken.
Bärlauch und Schalotte in heißem Öl andünsten.
Mit der Gemüsebrühe ablöschen und zehn Minuten köcheln.
Anschließend fein pürieren und die Creme Fraiche unterrühren.
Salzen und pfeffern.
Vor dem Servieren den Schnittlauch unterheben.

Gegrillte Lachs-Spießchen

Zeitaufwand: 25 Minuten

Nährwertangaben pro Portion:
Kcal: 170
Protein: 21g
Fett: 7g
Kohlenhydrate: 5g

Zutaten für 2 Portionen:
150g Lachsfilet
120g Kabeljaufilet
4 kleine Zwiebeln (Schalotten)
4 Holzspieße
4 kleine Tomaten
2 rote Minipaprika
2 gelbe Minipaprika
1 Esslöffel Sonnenblumenöl
Salz, schwarzer Pfeffer

Zubereitung:
1. Fischfilets spülen, tupfen und in passende Stücke für die Spieße zerkleinern. Zwiebeln schälen. Das Gemüse waschen.
2. Abwechselnd Gemüse und Fisch auf die Spieße stecken, alles dünn mit Öl bestreichen, salzen und pfeffern.

3. Fertige Spießchen von jeder Seite 5 Minuten grillen.

Veggie-Burger mit Kichererbsen-Reis-Patties

Zutaten für 4 Portionen

Für die Kichererbsen-Reis-Patties:
300 g Kichererbsen, gekocht
200 g Brauner Reis, gekocht
1 Schalotte
1 Zehe Knoblauch
2 EL frische Petersilie, kleingehackt
n.B. Salz und schwarzer Pfeffer

2 EL Olivenöl
n.B. Senf
1 rote Zwiebel
Einige Grillpaprika in Scheiben, aus dem Glas
7-8 Salatblätter nach Wahl
Nährwertangaben pro Portion
Kcal: 236 kcal; Kohlenhydrate: 28 g; Fett: 10 g; Eiweiß: 8,4 g
☑ Zubereitung
Kichererbsen und braunen Reis in einer Rührschüssel gründlich vermengen. Schalotten, Knoblauch und Petersilie unterrühren. Mit Salz und Pfeffer abschmecken.
Aus der dicken Masse vier gleichmäßige Burger-Patties formen.

Olivenöl in einer beschichteten Pfanne erhitzen und die Patties von beiden Seiten für 3-4 Minuten goldbraun braten.

Salatblätter auf Tellern auslegen, mit Senf bestreichen und mit den Kichererbsen-Reis-Patties, Zwiebelscheiben und Grillpaprika belegen. Die Veggie-Burger umgehend servieren.

Couscoussalat

Zutaten:

¼ Tasse Couscous

2EL Tomatenmark

50ml Gemüsebrühe

2EL Balsamico bianco

50g Tomaten

1TL Olivenöl

½ Paprika

Salz und Pfeffer

½ Salatgurke

1EL Zitronensaft

Zubereitung:

1.

Die Brühe in einen Topf geben und den Couscous nach Packungsanweisung

in der Brühe kochen.

2.

Nach ca. 20 Minuten Zitronensaft, Tomatenmark, Es sig und Olivenöl

hinzugeben und gut vermischen.

3.

Gurke, Paprika und Tomaten waschen und in kleine Stü cke schneiden, dann

ebenfalls in den Topf geben und weitere 10 Minuten kö cheln lassen.

Brokkoli Suppe mit Zuckerschoten

Portionen: 3 Portionen
Zeitaufwand: 30 Minuten
Nährwertangaben: ca. 390 kcal

Zutaten:
500 g Brokkoli
200 g Zuckerschoten
3 Kartoffeln
1 Bund Lauchzwiebeln
1 Bund Schnittlauch
1 Knoblauchzehe
1 Liter Gemüsebrühe
1 EL Olivenöl
Balsamico-Essig
Sojasauce
Salz und Pfeffer

Zubereitung:
1.   Knoblauch fein hacken und in etwas Olivenöl anbraten. Gemüsebrühe dazu gießen und 5-10 Minuten köcheln lassen. In der Zwischenzeit den Brokkoli und die Zuckerschoten vorbereiten und mit zur Gemüsebrühe geben. Weitere 10 Minuten kochen lassen und parallel dazu die Lauchzwiebeln klein schneiden.

2.   Lauchzwiebeln dazu geben, mit Sojasauce und Balsamico-Essig abschmecken und vor dem Essen die Suppe mit gehacktem Schnittlauch bestreuen. Wer die

Stücke zu groß geschnitten hat, sodass nicht alles zergehen konnte, kann die weich gekochten Zutaten noch pürieren.

Rote-Bete-Suppe

Zutaten:
400 g Rote Bete
Knollensellerie
3 Möhren
1 Zitrone
400 ml Gemüsebrühe
75 ml Milch
4 EL Creme Fraiche
1 EL Olivenöl
1 Lorbeerblatt
1 TL Sternanis
Salz, Pfeffer, Muskat

Zubereitung:
Möhren, Sellerie und Rote Bete schälen, würfeln und in heißem Öl andünsten.
Nach drei Minuten mit der Gemüsebrühe ablöschen.
Lorbeer, Sternanis und Muskat hinzugeben.
Suppe für 30 Minuten köcheln.
Anschließend fein pürieren.
Mit Zitronensaft, Salz und Pfeffer abschmecken.

Karibiktraum

Zeitaufwand: 15 Minuten

Nährwertangaben pro Portion:
Kcal: 280
Protein: 7g
Fett: 8g
Kohlenhydrate: 44g

Zutaten für 2 Portionen:
1 kleine Mango
1 Esslöffel Cashewkerne
½ Paprika
½ Apfel, süße Sorte
1 Schalotte
Saft von 2 Orangen
1 Stiel Koriander
Chilipulver, Salz

Zubereitung:
1. Zwiebel und Mango schälen (Kern entfernen), Paprika und Apfel waschen und alles in Streifen schneiden.
2. Cashewkerne klein hacken und zusammen mit allen Streifen in eine Schüssel geben, mit dem Orangensaft übergießen.

3. Nach Geschmack mit Salz und Koriander würzen.

Frozen Yoghurt mit Kokosnuss und Beeren der Saison

Zutaten für 8-10 Portionen
160 g Kokoscreme
375 g Griechischer Joghurt
3 EL Kokosraspeln
3 EL Honig
300 g Gefrorene Beeren (Himbeeren, Erdbeeren usw.)
Nährwertangaben pro Portion
Kcal: 135 kcal; Kohlenhydrate: 5,9 g; Fett: 5 g; Eiweiß: 6,2 g
✔ Zubereitung
Kokoscreme, Joghurt und Honig in einer Rührschüssel glatt rühren. Gefrorene Beeren unterrühren.
Die Mischung in ein gefriergeeignetes Gefäß füllen, mit Kokosraspeln garnieren und für mindestens 4-5 Stunden einfrieren.
Vor dem Servieren kurz antauen lassen.

Gazpacho

Zutaten:
½ Zwiebel
1 Knoblauchzehe
1 Tomate
100ml Tomatensaft
¼ Salatgurke
1EL Olivenöl
½ Paprika
Salz und Pfeffer

Zubereitung:
1.
Zwiebeln, Tomaten, Gurke, Paprika und Knoblauch in kl
eine Stücke hacken
und in eine Schüssel geben.
2. Tomatensaft, Salz, Pfeffer, Öl hinzugeben   und   die
Suppe kalt servieren.

Obstsalat

Portionen: 1 Portion
Zeitaufwand: 10 Minuten
Nährwertangaben: ca. 100 kcal

Zutaten:
150 g Naturjoghurt
10 Weintrauben
1 Banane
1/2 Apfel
Xucker

Zubereitung:
1.	Joghurt mit etwas Xucker vermengen, Früchte in mundgerechte Stücke schneiden und dann Joghurt und Obst abwechselnd in einem großen Glas aufeinander schichten. Am besten kühl genießen!

Low Carb - Blumenkohl-Pizza (Grundrezept)

Zutaten:
1 Blumenkohl
500 g passierte Tomaten
200 g geriebener Käse
3 Eier
1 Knoblauchzehe
Salz, Pfeffer, Oregano

Zubereitung:
Blumenkohlröschen fein pürieren und mit einem Küchentuch auspressen.
Mit den Eiern, Salz, Pfeffer und Käse verrühren.
Blumenkohlmasse auf einem Backblech ausstreichen.
Bei 200°C für 20 Minuten backen.
Aus den passierten Tomaten, Knoblauch, Oregano, Salz und Pfeffer eine Soße herstellen.
Auf der Pizza verteilen und nach Belieben belegen.

Backaubergine Italiano mit Pasta

Zeitaufwand: 35 Minuten

Nährwertangaben pro Portion:
Kcal: 285
Protein: 5g
Fett: 24g
Kohlenhydrate: 12g

Zutaten für 2 Portionen:
250g Spaghetti
100ml Gemüsebrühe
2 Knoblauchzehen, geschält und gewürfelt
1 Schalotte, gewürfelt
400g Tomaten, gewürfelt
200g Aubergine, gewürfelt
15g Oliven, schwarz, in Scheiben
2 Esslöffel Olivenöl
Salz, Pfeffer, Chilipulver

Zubereitung:
1. Spaghetti nach Anleitung kochen. Gewürfelte Aubergine auf dem Backblech ausbreiten, 1 Esslöffel Olivenöl darüber geben. Bei 180 Grad (Umluft) im Backofen 7 Minuten garen.
2. Gewürfelte Schalotte und Knoblauch mit 1 Esslöffel Olivenöl in der Pfanne dünsten, Tomatenstücke zugeben und mit Gemüsebrühe übergießen. Kurz aufkochen.

3. Spaghetti und Aubergine dazugeben und bis zur gewünschten Cremigkeit köcheln. Abschließend Oliven zugeben und mit Salz, Pfeffer, Chilipulver würzen.

Chicorée-Rollen

Portionen: 4 Portionen
Zeitaufwand: 15 Minuten + Backzeit
Nährwertangaben: ca. 160 kcal

Zutaten:
500 ml Milch
200 g Gouda
130 g Schmelzkäse
4 Scheiben Kochschinken
4 Chicorée
1 Tüte Sauce Hollandaise
Essig
Muskat gerieben
Salz und Pfeffer

Zubereitung:
1.   Den Strunk des Chicorées entfernen und in einem Topf mit Salzwasser und wenig Essig kochen bis er durch ist. Anschließend den Chicorée aus dem Topf nehmen, mit Kochschinken umwickeln und in eine Auflaufform legen. In einem separaten Topf nun Milch, Schmelzkäse, Muskat, Salz und Pfeffer erwärmen, die Sauce Hollandaise dazu geben, alles gut verrühren und über den Chicorée in der Auflaufform gießen.

2.   Mit Gouda bestreuen bzw. belegen und dann die Auflaufform bei 170°C für 25 Minuten in den Ofen schieben.

Wirsing-Flammkuchen

Zutaten:
2 Wirsing
2 Eier (M)
100 g Creme Fraiche
50 g geriebener Gouda
100 g Schinkenspeck
1 Zwiebel
2 EL Haferkleie

Zubereitung:
Wirsing raspeln.
Bei 180°C für 15 Minuten rösten.
Nach dem Abkühlen mit den Eiern, der Haferkleie und dem Gouda vermengen.
Salzen und pfeffern.
Flammkuchen bei 180°C für 20 Minuten backen.
Anschließend mit Creme Fraiche, Schinkenspeck und Zwiebelringen belegen.
Weitere 15 Minuten im Ofen garen.

Latino Chicken

Zeitaufwand: 45 Minuten

Nährwertangaben pro Portion:
Kcal: 460
Protein: 43g
Fett: 29g
Kohlenhydrate: 6g

Zutaten für 2 Portionen:
1 großes Huhn
100ml Hühnerfonds
50g Butter
2 gelbe Paprika
6 Tomaten
2 Zwiebeln
4 Knoblauchzehen
3 Esslöffel Olivenöl
Senf, Salz, Pfeffer

Zubereitung:
1. Huhn waschen, trocken tupfen und in 4 Teile zerlegen. Senf, Salz und Pfeffer aufbringen. Butter im großen Topf erhitzen und Hühnchenteile rundum braten.

2. Knoblauch, Zwiebeln schälen und würfeln, in einer Pfanne im Olivenöl dünsten. Paprika und Tomaten waschen und Fruchtfleisch klein würfeln. Alles zum Huhn geben und noch 30 Minuten schmoren.

Mexikanisches Quinoa

Zutaten:

150g Quinoa

1 Dose gehackte Tomaten

1 Dose Mais

1EL Olivenöl

1 Dose Kidneybohnen

1TL Zitronensaft

½ Zwiebel

¼ TL Chiliflocken

½ Paprika

Salz und Pfeffer

½ TL Paprikapulver

Zubereitung:

1. Quinoa nach Packungsanleitung zubereiten und die Zwiebel schälen und klein hacken.

2.
Paprika waschen, Strunk entfernen, entkernen, in kl eine Würfel
schneiden und den Mais und die Kidneybohnen abtropfen lassen.

3. Alle Zutaten in eine Schüssel geben und zum fertigen Quinoa hinzufügen.

4.
Gehackte Tomaten, Olivenöl und Zitronensaft hinzuf ügen, alles gut

vermischen und mit Chiliflocken, Salz, Pfeffer, Oregano und Paprikapulver

abschmecken.

Kartoffelfrikadellen

Portionen: 4 Portionen
Zeitaufwand: 15 Minuten + Kochzeit
Nährwertangaben: ca. 400 kcal

Zutaten:
1 kg Kartoffeln
200 g Schafskäse
10 g Butter
2 Eier
2 EL Kartoffelstärke
1 Zwiebel
1 Knoblauchzehe
1 EL Olivenöl
Thymian
Salz und Pfeffer

Zubereitung:
1.   Kartoffeln schälen, kochen und zu Brei zerstampfen, anschließend Kartoffelstärke, Eier, gewürfelte Zwiebel und gehackten Knoblauch untermengen und mit Thymian, Salz und Pfeffer würzen. Schafskäse in Würfel schneiden. Aus der Kartoffelmasse nun kleine Frikadellen formen und in die Mitte jeweils einen Würfel Schafskäse eindrücken, sodass es fest in der Frikadelle sitzt.

2.   Die Schafskäsewürfel gut mit der Kartoffelmasse umschließen. Nun etwas Öl in einer Pfanne erhitzen und die Frikadellen goldbraun braten.

Vanille-Hüttenkäse mit Erdbeeren

Kalorien: 127,4 kcal | Eiweiß: 13,3 Gramm | Fett: 4,6 Gramm | Kohlenhydrate: 7,3 Gramm
Zutaten für eine Person:

100 Gramm Hüttenkäse | 1 Messerspitze Vanillemark | 1/2 rote Chilischote | 80 Gramm Erdbeeren | 1 Prise Meersalz zum Bestreuen
Zubereitung:
Den Hüttenkäse mit der Vanille verrühren, die Chilischote klein hacken und untermengen. Die Erdbeeren putzen, vierteln und den Hüttenkäse damit belegen. Mit dem Meersalz dezent bestreuen. Wenn es der Kalorienumsatz erlaubt, passt eine Scheibe Knäckebrot wunderbar dazu.

Tomatensalsa

ca. 45 Kalorien
Zubereitungszeit: ca. 3 Minuten

Zutaten:

150 g Cocktailtomaten
1 Teelöffel Balsamico-Creme
1 Prise Salz
1 Prise Pfeffer
3 – 4 Basilikum-Blättchen

Zubereitung:

1. Die Tomaten vierteln und mit dem Salz und dem Pfeffer bestreuen.
2. Die Basilikumblätter in Streifen schneiden, über die den Tomaten streuen.
3. Die Balsamico-Creme dekorativ auf dem Tomaten-Basilikum-Mix verteilen und sofort servieren.
Tipp: Garnieren Sie den Salat mit 1 Esslöffel gerösteten Pinienkernen (+ ca. 45 Kalorien).

Kalbsspieße mit buntem Gemüse

420 kcal | 30g Eiweiß | 30g Fett

Zubereitungszeit: 50 Minuten

Portionen: 4

Zutaten:

- 500 g Kalbsfleisch
- 1 Gurke

- 1 rote Paprika
- 1 gelbe Paprika
- 1 rote Zwiebel
- 150 g grüne Oliven (ohne Kerne)
- 150 g Cherrytomaten
- 3 EL Olivenöl
- 1 Prise Meersalz und Pfeffer
- Grillspieße

Zubereitung:

1. Zunächst waschen wir das Gemüse. Die gelbe und die rote Paprika in zwei Hälften schneiden, Kerne entfernen und in kleine Stücke von etwa 3 cm Größe schneiden. Die Zwiebeln schälen und zu Vierteln verarbeiten, nun die einzelnen Schichten trennen. Jetzt schneiden wir das Fleisch in gleichgroße Würfel mit einer Größe von erneut rund 3 cm.

2. Jetzt nehmen wir die Grillspieße und stecken nacheinander Fleisch, Zwiebeln und Paprika darauf.

Dabei platzieren wir jeweils am Anfang und zum Abschluss einen Fleischwürfel. Anschließend nach Geschmack mit Salz und Pfeffer abschmecken.

3. Das Olivenöl in eine Pfanne geben und erhitzen. Nun die vorbereiteten Grillspieße in die Pfanne legen und rundherum unter mehrmaligen Wenden anbraten.

4. Dann schälen wir die Gurke in schneiden sie in Streifen. Die Cherrytomaten halbieren wir und vermengen diese mit den Gurkenstreifen in einer Schüssel. Nun geben wir noch einen Spritzer Olivenöl dazu sowie etwas Salz und Pfeffer.

5. Abschließend richten wir die Kalbsspieße mit dem Tomaten-Gurkensalat und den Oliven auf einem großen Teller an und wünschen guten Appetit.

Kokosporridge

Rezept für zwei Portionen

Kalorien: 143 pro Portion

Zutaten:
- 400 ml Wasser
- 50 ml Lupinen- oder Milch-Joghurt
- 75 g Kokosmehl (alternativ Haferflocken, wer mag kann zusätzlich 10-20 g dazugeben)
- ½ Vanilleschote
- 25 g Kokosraspel
- 1 Ei
- Etwas Honig oder alternativ Agavendicksaft

Zubereitung:
1. Kokosmehl, Kokosraspeln und Vanille-Mark in einen Topf geben.
2. Joghurt mit dem Wasser verrühren, in den Topf zu den obigen Zutaten geben und drei Minuten unter ständigem Rühren bei schwacher Hitze kochen lassen.
3. Das Ei mit einem Schneebesen unterrühren und ein weiteres Mal erhitzen (nur kurz).

4. Zum Schluss den Honig/Agavendicksaft hinzugeben.

Feldsalat mit Kartoffel-Vinaigrette

Nährwerte pro Portion

52 kcal - 1 g Eiweiß - 4 g Fett - 4 g Kohlenhydrate
Zutaten für 5 Portionen

Kartoffel-Vinaigrette
25 g Frühlings-/Lauchzwiebeln, frisch
10 ml Rapsöl
50 g Kartoffeln, vorwiegend festkochend, frisch, geschält
63 ml Gemüsebrühe
20 ml Kräuteressig
8 g Senf (mittelscharf)
5 g Zucker
Jodsalz
Pfeffer, gemahlen
10 ml Rapsöl

Feldsalat
200 g Feldsalat, frisch

Zubereitung

1. Frühlingszwiebeln waschen und in feine Ringe schneiden. Die Kartoffeln in kleine Würfel und die Zwiebeln in Ringe schneiden.

2. Öl in einem Topf erhitzen, Zwiebelringe darin schmoren, Kartoffelwürfel dazugeben und kurz anbraten. Gießen Sie die Gemüsebrühe hinein und

kochen Sie sie etwa 15 bis 18 Minuten lang weich. Abkühlen lassen.

3. Kartoffeln zerdrücken, Essig dazugeben und mit einem Schneebesen glatt rühren. Fügen Sie genügend Brühe hinzu, bis eine cremige, halbflüssige Konsistenz entsteht. Mit Senf, Zucker, Salz und Pfeffer würzen.

4. Restliches Öl einrühren.

5. Feldsalat waschen und zupfen. Das Dressing mit dem Feldsalat mischen.

Gebratene Hähnchenbrust mit Zucchini und Basmatinaturreis

304 kcal

125 g Hähnchenbrust
1 TL Olivenöl
1 Tomate
200 g Zucchini in Scheiben
1 Zweig Rosmarin
4 Blatt Salbei
30 g Naturreis
Salz, Pfeffer

Den Reis nach Packungsvorschrift kochen. Die Hähnchenbrust etwas flachklopfen, mit Öl einpinseln und mit Salz und Pfeffer würzen. In einer beschichteten Pfanne von jeder Seite mehrere Minuten braten lassen, warm stellen. Die Zucchini in Scheiben schneiden, die Tomate würfeln. Die Zucchini mit dem restlichen Olivenöl in einer beschichteten Pfanne anbraten, den gezupften Rosmarin, den Salbei und die Tomate dazugeben. 2 Esslöffel Wasser dazugeben und 5 Minuten zugedeckt dünsten lassen. Mit Salz und Pfeffer würzen.

Hähnchenbrust in Gemüsepfanne

Portionen: 2
Schwierigkeit: mittel
Vorbereitung: 1 Stunde
Zubereitung: 1 Stunde
Kalorien: 434/Person

Zutaten:
300 g Hähnchenbrust
2 El. Sonnenblumenöl

Marinade:
1 Knoblauchzehe
1 Zwiebel
Paprikapulver
Currypulver
2 El. Sonnenblumenöl und Salz

Gemüse:
200 g Pilze
1 Zucchini
1 rote Paprika
2 Schalotten
1 El. Sonnenblumenöl

Zubereitung:

Jede Hühnchenbrust in zwei Teile schneiden.
Die Zwiebel in Stücke schneiden und Knoblauch grob

stückeln. Alle Zutaten für die Marinade in einem Gefrierbeutel mischen und die Hähnchenbrüste dazugeben. Dicht verschließen und leicht schütteln. 1 Stunde liegen lassen.

Währenddessen Gemüse klein schneiden.
Sonnenblumenöl in eine Pfanne erhitzen. Pilze hinzugeben, kurz anrösten. Schalotte, Knoblauchzehe und Zucchini nach und nach in einen Bräter geben.
Leicht Salzen und nach Belieben pfeffern. Das Gemüse sollte noch etwas bissfest sein.
Pfanne einölen und erhitzen. Hühnchenbrust golden anbraten.

Spinat umarmt Papaya

Zutaten

80 Gramm Spinat
180 Gramm Papaya
200 ml Mandelmilch (ungesüßt)
25 Gramm Molkeneiweiß
8 Gramm Chia-Samen
Proteine 24g, Fett 7g, Kohlenhydrate 20g, Ballaststoffe
10g, 255 Kcal
Zubereitung

Geben Sie die Nüsse, Samen oder Kerne in den großen
Behälter. Schrauben Sie die NutriBullet Extraktor-
Klingen an der Oberseite des Behälters an. Drehen Sie
den Behältern nun um, verbinden Sie ihn mit der
NutriBullet Power Base Basiseinheit und starten Sie
den Extraktionsvorgang durch eine Drehung.
Extrahieren Sie für 30 Sekunden. Geben Sie den Rest
der festen Zutaten in den Behälter und drücken alles
unter der MAX Linie zusammen. Füllen Sie dann den
Behälter mit der jeweiligen Flüssigkeit auf. Schrauben
Sie die NutriBullet™ Extraktor-Klingen an der Oberseite
des Behälters an. Drehen Sie den Behältern nun um,
verbinden Sie ihn mit der NutriBullet Power Base
Basiseinheit und starten Sie den Extraktionsvorgang
durch eine Drehung erneut. Extrahieren Sie all das Gute
aus den Zutaten bis alles gleichmäßig flüssig ist (rund
20 Sekunden).

Schokopudding

Zutaten:
200 ml Milch
50 ml Kokosmilch
2 EL Kakaopulver
1 TL Proteinpulver
3 EL Chiasamen
Stevia nach Bedarf

Zubereitung:
Alle Zutaten miteinander verrühren und fein pürieren.
Für eine Stunde kühlstellen.

Ofengeschnetzeltes

Zeitaufwand: 55 Minuten

Nährwertangaben pro Portion:
Kcal: 590
Protein: 63g
Fett: 36g
Kohlenhydrate: 4g

Zutaten für 2 Portionen:
500g Schweinegeschnetzeltes
50g geriebenen Käse (Gouda)
200ml Sahne (20% Fett)
200g frische Champignons
Salz, Pfeffer, Paprikapulver

Zubereitung:
1. Schweinegeschnetzeltes mit Paprika, Pfeffer und Salz würzen und in eine ofenfeste Schüssel geben. Champignons waschen, trocken tupfen, in Scheiben schneiden und zum Geschnetzelten geben.
2. Sahne zugeben und alles vermischen, den Käse darüber streuen.

3. Im vorgeheizten Backofen bei 170 Grad (Ober-/Unterhitze) 40 Minuten überbacken.

Gemüseeintopf

Zutaten:
250ml Wasser
100g TK-Gemüse
1 Knoblauchzehen
1TL Senf
Balsamico Bianco
Kräutersalz und Pfeffer
30g Räuchertofu

Zubereitung:
1.   Die
Knoblauchzehen schälen und in kleine Stücke hacke
n und mit Salz und
Balsamico würzen.
2. Räuchertofu in kleine Würfel schneiden und Wasser
in einem Topf aufkochen lassen
3. Das Gemüse ins Wasser geben und bei mittlerer
Hitze kochen lassen. Senf und Gewürze unterrühren,
die Suppe abschmecken und ggf. nachwürzen.

Bananen-Haferflocken-Kekse

Portionen: 1 Portion
Zeitaufwand: 10 Minuten + Backzeit
Nährwertangaben: ca. 200 kcal

Zutaten:
300 g Haferflocken
20 g Rosinen
2 Bananen
2 TL Zimt
1 Eiweiß
1 Eigelb
1 TL Backpulver

Zubereitung:
1.   Banane schneiden und mit Eigelb mischen. Eiweiß zu Eischnee schlagen. Banane mit Eigelb mit Zimt und Backpulver mischen, Eischnee, Haferflocken und Rosinen dazu geben. Nun ein Backblech mit Backpapier auslegen und mit kleinen Häufchen aus dem Teig belegen.

2.   Bei 180°C Ober- und Unterhitze für 20 Minuten in den Ofen geben. Tipp: Warm sind sie am leckersten!

Fruchtiger Salat mit Sommerbeeren

ca. 195 Kalorien
Zubereitungszeit: ca. 5 Minuten

Zutaten:

130 g frische Beeren nach Belieben
1 Frühlingszwiebel
200 g Römersalat
1 Teelöffel Olivenöl
2 Teelöffel Himbeeressig
1 Prise Salz
Etwas Pfeffer
1 Esslöffel Wasser
1 Esslöffel Pinienkerne

Zubereitung:

1. Die Beeren putzen.
2. Die Frühlingszwiebel in feine Ringe schneiden. Mit dem Römersalat und den Beeren mischen.
3. Aus Öl, Himbeeressig, Salz, Pfeffer und Wasser ein Dressing herstellen und über den Salat geben.
4. Mit den Pinienkernen bestreut servieren.

Tipp: Statt der Pinienkerne können Sie auch z.B. Walnüsse, Sonnenblumenkerne oder Mandeln verwenden!

Thunfisch mit Eiern

Rezept für zwei Portionen

Kalorien: 262/ Portion

Zutaten:
- 2 Eier
- 150g Thunfisch im eigenen Saft
- 50 g Joghurt
- 1 TL Paprikapulver, edelsüß
- 2 TL Kräuter de Provence
- Salz und Pfeffer
- Schnittlauch

Zubereitung:
1. Eier hart kochen Der Länge nach in zwei Hälften schneiden, Eigelb herausnehmen und für Thunfisch-Füllung bei Seite legen.

2. Thunfisch-Füllung: Eigelb, Thunfisch, Joghurt und Gewürze gut vermengen.
Dann die Füllung in die halbierten Eier legen und mit Schnittlauch bestreuen.

Möhrensalat

Nährwerte pro Portion

58 kcal - 1 g Eiweiß - 2 g Fett - 7 g Kohlenhydrate
Zutaten für 5 Portionen

Schnittlauch
500 g Möhren
5 ml Apfelessig
3 ml Orangensaft
Jodsalz
Pfeffer, gemahlen
Zucker
10 ml Rapsöl

Zubereitung

1. Für den Möhrensalat die Möhren in Scheiben schneiden und bissfest kochen. Mischen Sie Essig, Orangensaft, Salz, Pfeffer, Zucker, gehackten Schnittlauch und Öl zu einem Dressing und mischen Sie die gekochten Karottenscheiben damit.

Marokkanische Gemüsepfanne mit Spiegelei

336 kcal

1 TL Olivenöl
80 g Zucchini, in Scheiben
80 g rote Paprika, in Würfel
80 g gelbe Paprika, in Würfel
1 Schalotte, gewürfelt
1 Knoblauchzehe, gehackt
100 g gehackte Tomaten (Dose)
1 TL Tomatenmark
30 ml Gemüsebrühe
¼ TL Kreuzkümmel, gemahlen
¼ TL Chilipulver, mild
50 g Kichererbsen, abgetropft (Konserve)
2 Eier
Salz, Pfeffer

In einer beschichteten Pfanne das Olivenöl erhitzen. Die Gemüse mit den Schalottenwürfeln und dem Knoblauch hineingeben und anbraten. Die Tomaten, das Tomatenmark, die Gemüsebrühe dazugeben und mit Kreuzkümmel, Chilipulver, Salz und Pfeffer abschmecken. Mit einem Deckel abdecken und 10 Minuten dünsten lassen. Zum Schluss die Kichererbsen dazugeben. Alles in eine feuerfeste Auflaufform umfüllen.

Den Ofen auf 200 °C vorheizen. Die Eier aufschlagen und als Spiegeleier auf das Tomatenragout geben. Mit Alufolie abdecken und 10-15 Minuten im Ofen backen bis das Ei die gewünschte Konsistenz hat.

Curry-Gemüse mit Hühnchen auf Blumenkohlreis

Portionen: 6
Schwierigkeit: leicht
Vorbereitung: 35 Minuten
Zubereitung: 25 Minuten
Kalorien: 456/ Person

Zutaten:
Curry und Hühnchen:
1000 g Hähnchenbrust
2 gelbe Paprika
350 g Brokkoliröschen, tiefgefroren
300 g Champignons
6 Möhren
500 ml Kokosnuss-Kochcrème Cuisine
450 ml Sojadrink
Rotes Thai Curry-Gewürz
50 ml Hühnerbrühe und 1 EL Öl
Pfeffer und Salz
Blumenkohlreis:
600 Blumenkohl
2 EL Öl und Salz

Zubereitung:

Blumenkohlreis:

Die Blumenkohlröschen auftauen und mit der Reibe bzw. im Mixer grob zerkleinern.

Öl in der Pfanne erwärmen und den Blumenkohl ohne Zugabe von Wasser unter Rühren ca. 3-5 Minuten anbraten.

Die Pfanne vom Herd nehmen und den Blumenkohlreis mit Salz würzen.

Curry mit Hühnchen:

Möhren in schmale Stifte schneiden.

Restliche Gemüse klein schneiden und in eine separate Schale aufbewahren.

Hühnerbrühe anrühren.

Hähnchenbrust in größere Würfel schneiden und mit Gewürzen abstimmen.

Das Öl im Wok erhitzen und das Hähnchenfleisch scharf darin anbraten.

Sojadrink, Kokosmilch und die Hühnerbrühe hinzugeben.

Je nach Wunsch mit dem rotem Thai-Curry-Gewürz abschmecken, kochen, Möhren und das restliches Gemüse hinzugeben.

Auf mittlerer Stufe köcheln lassen, bis das Gemüse gar ist, aber noch knackig.

Guave Debüt

Zutaten

80 Gramm Kohlblätter gezupft
90 Gramm Guave
90 Gramm Schwarzbeeren
200 ml Wasser
25 Gramm Erbsen-Protein
3 Gramm Leinsamen
Proteine 26g, Fett 4g, Kohlenhydrate 23g, Ballaststoffe
10g, 258 Kcal
Zubereitung

Geben Sie die Nüsse, Samen oder Kerne in den großen
Behälter. Schrauben Sie die NutriBullet Extraktor-
Klingen an der Oberseite des Behälters an. Drehen Sie
den Behältern nun um, verbinden Sie ihn mit der
NutriBullet Power Base Basiseinheit und starten Sie
den Extraktionsvorgang durch eine Drehung.
Extrahieren Sie für 30 Sekunden. Geben Sie den Rest
der festen Zutaten in den Behälter und drücken alles
unter der MAX Linie zusammen. Füllen Sie dann den
Behälter mit der jeweiligen Flüssigkeit auf. Schrauben
Sie die NutriBullet™ Extraktor-Klingen an der Oberseite
des Behälters an. Drehen Sie den Behältern nun um,
verbinden Sie ihn mit der NutriBullet Power Base
Basiseinheit und starten Sie den Extraktionsvorgang
durch eine Drehung erneut. Extrahieren Sie all das Gute

aus den Zutaten bis alles gleichmäßig flüssig ist (rund 20 Sekunden).

Karpfenpott

Zeitaufwand: 60 Minuten

Nährwertangaben pro Portion:
Kcal: 370
Protein: 51g
Fett: 15g
Kohlenhydrate: 7g

Zutaten für 2 Portionen:
600g Karpfen, küchenfertig
1 Teelöffel Tomatenmark
2 Zwiebeln, gewaschen und in Ringe gedrückt
1 Tomate
1 Paprika, gewaschen und gewürfelt
Salz, Pfeffer, Paprikapulver

Zubereitung:
1. Fisch filetieren, mit Salz würzen und in Würfel schneiden. Fischkopf separieren.
2. Zwiebelringe, Paprikawürfel, Fischkopf und Tomate eine halbe Stunde im Salzwasser köcheln.

3. Fischfonds abschütten, Tomatenmark einrühren und würzen. Mit den Fischstücken dann 20 Minuten kochen.

Kürbis mit Spinat

Zutaen:
500g Rahmspinat
200g Kürbis
2 rote Zwiebeln
2EL Kürbiskerne
1 Knoblauchzehe
Salz und Pfeffer
1El Butter
Olivenöl zum Braten
4El Hüttenkäse

Zubereitung:
1.Knoblauch und Zwiebeln klein hacken,
in einer Pfanne mit Butter braten,
Rahmspinat und Hüttenkäse dazugeben, umrühren und
mit Salz und Pfeffer
würzen.
2. Kürbis schälen, in kleine Würfel schneiden und in
einer separaten Pfanne
in Olivenöl goldbraun anbraten.

Infused Water: Zitronen-Gurken-Wasser

Portionen: 1 Portion
Zeitaufwand: 5 Minuten
Nährwertangaben: 0 kcal

Zutaten:
2 l Wasser
1/2 Zitronen
1/4 Salatgurke
Eiswürfel

Zubereitung:
1.   Für dieses Infused Water bedarf es zwei Flaschen, die jeweils mind. 1 Liter fassen können. Das Wasser auf beide Flaschen verteilen, die Zitrone waschen und in Scheiben schneiden, die Gurke ebenfalls waschen und in Scheiben schneiden.

2.   Die halbe Zitrone und das Viertel Salatgurke nun auf beide Flaschen verteilen, Eiswürfen dazu geben und entweder sofort genießen oder nochmal in den Kühlschrank stellen und über den Tag verteilt trinken.

Parmesan-Omelette

Kalorien: 198,9 kcal | Eiweiß: 16,8 Gramm | Fett: 14,1
Gramm | Kohlenhydrate: 1,2 Gramm
Zutaten für eine Person:
1 EL Parmesan, fein gerieben | 2 Eier | etwas Pfeffer,
weiß | 1 TL Kerbe, gehackt
Zubereitung:
Den Parmesan in eine beschichtete Pfanne geben und
bei mittlerer Hitze schmelzen lassen. Die Eier mit dem
Pfeffer und dem Kerbel verquirlen. Über den Parmesan
gießen und stocken lassen. Nach etwa 3 Minuten
einklappen und als Frühstück genießen.
Den Tee und Kaffee sollten Sie an den Fasttagen stets
schwarz und ohne Zucker trinken. Wenn Sie den Kaffee
oder Tee süßen möchten, müssen Sie dafür Süßstoff
verwenden.

Kartoffelchips (fettfrei)

ca. 140 Kalorien
Zubereitungszeit: ca. 8 Minuten

Zutaten:

200 g Kartoffeln
¼ Teelöffel grobes Meersalz
¼ Teelöffel Paprikapulver (edelsüß oder rosenscharf –
je nach Geschmack)
1 Prise Currypulver (nach Belieben)

Zubereitung:

1. Die Kartoffeln waschen und in dünne Scheiben schneiden, z.B. mit dem Gemüsehobel.
2. Die Scheiben mit wenig Abstand auf einen Holzspieß aufreihen, diesen auf eine Schüssel auflegen, sodass die Chips nicht den Boden berühren. Nun in der Mikrowelle bei 800 Watt ca. 6 Minuten erhitzen.
3. Nach dem Garen die noch warmen Chips mit dem Paprikapulver und dem Currypulver (nach Belieben) bestäuben.
Die frischen Chips schmecken warm sehr gut, lassen sich aber auch luftdicht gut lagern und halten mehrere Wochen. Ideal also auch vorzubereiten.

Tipp: Funktioniert auch im Backofen: Die Scheiben flach auf einem Backblech auslegen, mit grobem Salz bestreuen. Bei 180°C so lange im Ofen trocknen bis die Chips knusprig sind, ca. 15 Minuten.

Gebackene Avocado mit Bacon und Ei

974 kcal | 32g Eiweiß | 90g Fett

Zubereitungszeit: 25 Minuten

Portionen: 1

Zutaten:

- 1 Avocado
- 2 mittelgroße Eier
- 150 g Bacon
- 1 Tomate
- 1 Teelöffel Olivenöl
- 1 Prise Meersalz und Pfeffer

Zubereitung:

1. Wir teilen die Avocado in zwei Hälften und entfernen die Kerne. Dann höhlen wir die Avocado aus und legen sie in eine feuerfeste Auflaufform.

2. Den Bacon schneiden wir in kleine Stücke. Dann nehmen wir eine Pfanne, erhitzen da Öl und braten die Baconstücke knusprig an.

3. Wir geben jeweils ein Ei in eine Avocadohälfte und streuen die knusprigen Baconwürfel drüber.

4. Jetzt heizen wir den Backofen auf 180 Grad vor. Die Avocadohälften schmecken wir mit Salz und Pfeffer ab und geben schließlich die Form für rund 15 Minuten in den vorgeheizten Ofen.

5. Die Tomaten befreien wir vom Stiel und schneiden sie in kleine Stücke. Die fertiggebackenen Acocados richten wir gemeinsam mit den Tomaten auf einem Teller an.

Kalorienarme Nudeln aus Zucchinis

Rezept für eine Portion

Kalorien: 276 / Portion

Zutaten:

- 1 Zucchini
- 2 Tomaten
- 2 EL Wasser
- Etwas Paprikapulver
- 5 EL Tomatenmark
- 3 EL Frischkäse
- Salz und Pfeffer
- 1 EL Olivenöl

(Spiralschneider wird benötigt)

Zubereitung:

1. Zucchini in schmale Streifen schneiden, Öl erhitzen und darin die Zucchini-Streifen anbraten.
2. Tomaten in Würfel schneiden und für ca. 3 Minuten braten.
3. Frischkäse, Wasser, Tomatenmark vermengen und hinzugeben, würzen und verrühren.
4. Jetzt noch 4 Minuten lang dünsten.

Steckrübencremesuppe mit Chili und Koriander

Nährwerte pro Portion

121 kcal - 3 g Eiweiß - 6 g Fett - 12 g Kohlenhydrate
Zutaten für 5 Portionen

Steckrübencremesuppe mit Chili und Koriander
3 g Knoblauch
150 ml Milch (1,5 % Fett)
15 ml Rapsöl
3 g Ingwer, frisch
5 g Chilischote
400 g Steckrübe, frisch
150 g Kartoffeln, vorwiegend festkochend, frisch, geschält
Currypulver
500 ml Gemüsebrühe
Koriander
Pfeffer, gemahlen
Jodsalz
8 ml Zitronensaft

Garnitur
5 g Chilischote
Koriander

Zubereitung

1. Knoblauch und Ingwer in feine Würfel schneiden, Chili in Ringe, Rüben und Kartoffeln in Würfel schneiden.

2. Öl in einem Topf erhitzen und fein gehackten Knoblauch und Ingwer sowie die Hälfte der Chiliringe darin anschwitzen. Fügen Sie die Rüben- und Kartoffelwürfel hinzu und dämpfen Sie sie kurz mit, anschließend mit Currypulver würzen. Gießen Sie die Brühe und Milch dazu und kochen Sie sie etwa 15 bis 20 Minuten lang.

3. In der Zwischenzeit den Koriander fein hacken. Die Hälfte des Korianders in die Suppe geben und mit dem Stabmixer pürieren. Mit Salz, Pfeffer und Zitronensaft abschmecken.

4. Mit Chiliringen und gehacktem Koriander servieren.

Gebratener Seeteufel mit Linsencurry

327 kcal

125 g Seeteufel ohne Haut (Ersatz: Pangasiusfilet)
2 TL Rapsöl
1 Schalotte, gehackt
etwas frischer Ingwer, gerieben
1 Knoblauchzehe, durchgepresst
¼ TL gemahlener Kreuzkümmel
¼ TL gemahlene Kurkuma
Prise Chilipulver
50 g rosa Linsen
125 ml Gemüsebrühe
Salz, Pfeffer
glatte Petersilie, gehackt
Zitronensaft zum Abschmecken
1 EL Joghurt 1,5% Fett

Den Seeteufel mit Salz und Pfeffer würzen und mit etwas Rapsöl bepinseln. In einem Topf 1 TL Rapsöl erhitzen und die Schalottenwürfel und die Gewürze darin anschwitzen. Die Linsen dazugeben und mit der Brühe ablöschen. 15-20 Minuten kochen lassen, bis die Linsen weich sind.

In einer Pfanne den Seeteufel von jeder Seite einige Minuten braten lassen. Mit den Linsen und dem Joghurt servieren.

Hähnchenbrust mit gefüllte Paprika

Portionen: 1
Schwierigkeit: leicht
Vorbereitung: 20 Minuten
Zubereitung: ca. 30 Minuten
Kalorien: 300

Zutaten:
3 rote Paprika
250 g Hähnchenbrust
4 Scheiben Käse oder Höhlenkäse
1-2 Zucchini
100 g Champignons
2 Schalotten
2 EL Olivenöl
Salz, Pfeffer

Zubereitung:

Backofen vorheizen auf 175°C.
Paprika halbieren, Zucchini in kleine Stücke schneiden, die Stiele der Champignons entfernen, Pilzköpfe in Scheiben schneiden und Schalotten klein würfeln.
Hähnchenbrust in dünne Streifen schneiden, Öl in der Pfanne erhitzen und Schalotten mit den Hähnchenstreifen anbraten.
Zucchini und Champignons dazugeben und würzen und alles kurz braten.

Gemüse mit dem Hähnchen in die Paprikahälften geben und mit Käse belegen.
Paprikahälften in eine Auflaufform legen und im Backofen 10-15 Minuten gratinieren.
Nach Geschmack mit Kräutern bestreuen.

Kohl Tau

Zutaten

40 Gramm Mangold
40 Gramm Kohlblätter gezupft
90 Gramm Himbeeren
120 Gramm geschnittene Tomaten
200 ml Mandelmilch (ungesüßt)
25 Gramm Reis-Protein
8 Gramm Mandeln
Proteine 27g, Fett 8g, Kohlenhydrate 13g, Ballaststoffe 11g, 256 Kcal

Zubereitung

Geben Sie die Nüsse, Samen oder Kerne in den großen Behälter. Schrauben Sie die NutriBullet Extraktor-Klingen an der Oberseite des Behälters an. Drehen Sie den Behältern nun um, verbinden Sie ihn mit der NutriBullet Power Base Basiseinheit und starten Sie den Extraktionsvorgang durch eine Drehung. Extrahieren Sie für 30 Sekunden. Geben Sie den Rest der festen Zutaten in den Behälter und drücken alles unter der MAX Linie zusammen. Füllen Sie dann den Behälter mit der jeweiligen Flüssigkeit auf. Schrauben Sie die NutriBullet™ Extraktor-Klingen an der Oberseite des Behälters an. Drehen Sie den Behältern nun um, verbinden Sie ihn mit der NutriBullet Power Base Basiseinheit und starten Sie den Extraktionsvorgang durch eine Drehung erneut. Extrahieren Sie all das Gute aus den Zutaten bis alles gleichmäßig flüssig ist (rund 20 Sekunden).

Veggy-Bandnudeln

Zeitaufwand: 25 Minuten

Nährwertangaben pro Portion:
Kcal: 450
Protein: 16g
Fett: 8g
Kohlenhydrate: 78g

Zutaten für 2 Portionen:
200g Bandnudeln
400ml Artischockenherzen
3 Stiele Salbei
2 Knoblauchzehen
3 Esslöffel Olivenöl
Salz, Pfeffer

Zubereitung:
1. Knoblauch schälen und in feine Scheiben schneiden, Artischockenherzen in der Mitte teilen. Im vorgeheizten Backofen bei 220 Grad (Umluft) mit Öl 12 Minuten rösten.
2. Bandnudeln im Salzwasser bissfest garen.
3. Salbei waschen und Blätter abreißen, in Öl einige Minuten braten.

4. Abgetropfte Bandnudeln mit allen anderen Zutaten gut vermengen.

Masala

Zutaten:
200g Hokkaidokürbis
1TL Masala
½ Dose gehackte Tomaten
100ml Wasser
1 Zwiebel
1 Knoblauchzehe
1TL Olivenöl
Kräutersalz und Pfeffer
1EL Petersilie

Zubereitung:
1.   Den
Kürbis waschen und in kleine Stücke schneiden, die
Kichererbsen abschütten
und abtropfen lassen   und   die
Zwiebel schälen und in kleine Stücke hacken.
2.
Eine Pfanne mit etwas Olivenöl erhitzen und die Zu
taten hinzufügen und
andünsten.
3.   Nun   die
gehackten Tomaten in die Pfanne geben und Wasser hi
nzugeben.
4.
Alle weiteren Zutaten in die Pfanne geben, umrühren u
nd bei mittlere Hitze 6
Min. kochen lassen.

Low Carb Mandarinentorte

Portionen: 1 Portion
Zeitaufwand: 20 Minuten + Ruhezeit
Nährwertangaben: ca. 160 kcal

Zutaten:
200 ml Multivitaminsaft
120 ml Milch
1 Biskuittortenboden
1 Dose Mandarinen
1 Becher Schlagsahne
1 Tüte Dessertsauce Vanille
1 Pck. Tortenguss

Zubereitung:
1.   Zunächst einen Tortenring um den Biskuitboden legen. Mandarinen auf dem Tortenboden verteilen und Tortenguss darüber verteilen. Milch und Schlagsahne vermengen und über die Mandarinen mit Tortenguss streichen. Nun noch den Saft mit der Vanille-Dessertsauce vermischen und ebenfalls auf der Torte verteilen.

2.   Torte nun für 2 Stunden im Kühlschrank auskühlen lassen, Tortenring entfernen und leichte Cremetorte genießen.

Knäckebrot mit Avocado und Ei

Kalorien: 114,9 kcal | Eiweiß: 4,6 Gramm | Fett: 6,5 Gramm | Kohlenhydrate: 9,5 Gramm
Zutaten für eine Person:
1 Scheibe Knäckebrot | 20 Gramm Avocado | 1/2 gekochtes Ei | etwas Abrieb einer unbehandelten Bio-Zitrone | 1 TL Joghurt mit 0,1 % Fett | Meersalz | Pfeffer aus der Mühle
Zubereitung:
Die Avocado mit der Gabel zerdrücken und mit dem gekochten Ei, dem Abrieb der Zitrone und dem Joghurt verrühren. Mit Salz und Pfeffer abschmecken und das Knäckebrot damit bestreuen. Für noch mehr Knack sorgen Sie, wenn Sie das Knäckebrot zusätzlich mit einem Blatt Eisbergsalat belegen.

Rote-Curry-Suppe mit Gemüse

ca. 195 Kalorien
Zubereitungszeit: ca. 7 Minuten

Zutaten:

150 g Wok-Gemüse (TK)
300 ml Gemüsebrühe
50 ml Kokosmilch
¼ - ½ Teelöffel rote Currypaste (alternativ Currypulver)
Einige Korianderblätter (nach Belieben)

Zubereitung:

1. Das Gemüse in der Brühe erwärmen und ca. 5 Minuten garen.

2. Die Kokosmilch und die Currypaste einrühren. Nach Belieben mit den Korianderblättern bestreuen und servieren.

Grüner Apfel-Kiwi-Smoothie

360 kcal |6g Eiweiß | 30g Fett

Zubereitungszeit: 5 Minuten

Portionen: 1

Zutaten:

- 1 Kiwi
- 15 g Cashewkerne
- 25 g Spinat
- 1 halber Apfel
- 1 halbe Avocado
- Minze
- 1 Spritzer Limettensaft
- 250 ml Wasser

Zubereitung:

1. Wir halbieren den Apfel, entkernen ihn und schneiden ihn in kleine Stücke.

2. Jetzt schneiden wir die Avocado und lösen das Fruchtfleisch heraus bevor wir es ebenfalls in kleine Stücke schneiden.

3. Die Kiwi in der Mitte teilen und vorsichtig das Fruchtfleisch herauslösen.

4. Nun einen Shaker oder Becher nehmen, Avocado, Limettensaft, Minze, Apfel, Spinat, Kiwi, Cashewkerne sowie das Wasser hinzugeben und mit

einem Stabmixer pürieren. Anschließend den
Smoothie nur noch in ein Glas umfüllen und
genießen.

Roastbeef-Teller mit Frühlingssalat

Kalorien: 304 / Portion

Zutaten:
- 35 g Frühlingssalatmischung (Schnittsalat)
- 150 g Tomaten, geviertelt
- 6 Blätter Basilikum
- 100 g Roastbeef-Aufschnitt
- 2 EL Joghurt 1,5 % Fett
- Msp Senf
- 1 TL Kapern
- 1 kleine Gewürzgurke
- ½ rote Zwiebel, in Streifen
- Salz, Pfeffer
- 1 Scheibe Vollkorn-Toastbrot

Zubereitung:
1. Den gewaschenen Frühlingssalat mit halbierten Tomaten, Basilikum und den Roastbeef-Scheiben auf einem Teller anrichten.
2. Den Joghurt mit dem Senf verrühren und mit Salz und Pfeffer abschmecken.
3. Abschließend mit den Kapern, der Gewürzgurke und den Zwiebelstreifen garnieren.
4. Den Salat mit der Joghurtsauce vermengen und das Toastbrot dazu servieren.

Gemüsesuppe mit Flädle

Nährwerte pro Portion

46 kcal - 3 g Eiweiß - 1 g Fett - 6 g Kohlenhydrate
Zutaten für 5 Portionen

1,1 l Wasser/ Trinkwasser
65 g Gemüsebrühe (Trockenprodukt)
75 g Suppengrün
Petersilie
25 g Flädle (Trockenprodukt)

Zubereitung

1. Wasser mit Brühe zum Kochen bringen. Suppengemüse in Würfel oder Julienne schneiden, dazugeben und darin garen.

2. Gehackte Petersilie und Flädle hinzufügen.

Bündner Gerstensuppe

314 kcal

1 TL Butter
125 g Suppengemüse (Sellerie, Lauch, Karotten),
mittelfein gewürfelt
35 g Perlgraupen
½ kleine Zwiebel
500 ml Fleisch- oder Gemüsebrühe
1 Lorbeerblatt
1 Nelke
20 g Bündnerfleisch, in kleine Stücke geschnitten
1 EL Sahne
1 TL gehackter Schnittlauch
Salz, Pfeffer

In einem Topf die Butter erhitzen. Die Gemüsewürfel darin anschwitzen. Perlgraupen, Zwiebel, Lorbeer und Nelke dazugeben und mit der Brühe auffüllen. 30 Minuten köcheln lassen bis die Perlgraupen weich sind. Das Bündnerfleisch dazugeben und mit Salz und Pfeffer abschmecken. Zum Schluss die Sahne dazugeben und mit Schnittlauch bestreuen.

Tipp! Wenn Sie die Gemüsewürfel fein würfeln, schneiden Sie diese am schnellsten mit einem elektrischen Allzweck-Zerkleinerer (Küchenblitz oder Blitzhacker).

Safran-Spaghetti auf Tintenfisch

Portionen: 4
Schwierigkeit: leicht
Vorbereitung: 20 Minuten
Zubereitung: 10 Minuten
Kalorien: 446/ Person

Zutaten:
400 g Spaghetti
200 g Tiefkühl-Tintenfisch
4 Knoblauchzehen
150 ml Tomatenmark
1 Döschen Safran
frischer Basilikum
2 EL Essig
2 EL Öl
Salz und Pfeffer

Zubereitung:

Spaghetti im kochenden Salzwasser mit Safran 9
Minuten kochen.
Tintenfische in fingerdicke Streifen schneiden und im
Öl anbraten.
Knoblauch vierteln und mit dem Tomatenmark zu den

Tintenfischen geben.

5 Minuten kochen lassen und würzen, Nudeln gut abtropfen lassen.

Nudeln auf Tintenfischsoße anrichten und mit Basilikum garnieren.

www.ingramcontent.com/pod-product-compliance
Lightning Source LLC
Chambersburg PA
CBHW060324030426
42336CB00011B/1187